제약 공학 전공 유학생을 위한

과학기술 한국어

(제약 용어)

제약 공학 전공 유학생을 위한

과학기술 한국어

제약 용어

저 [韩] 강백수(姜白秀), 한갑훈(韩甲勋), 주발한(朱勃翰)
[中] 주이붕(周二鹏), 정영(井影), 여립강(吕立强)
역 [中] 왕곤(王琨) [英] 이기(李奇)

한국어능력시험
TOPIK II
읽기
실전 모의고사

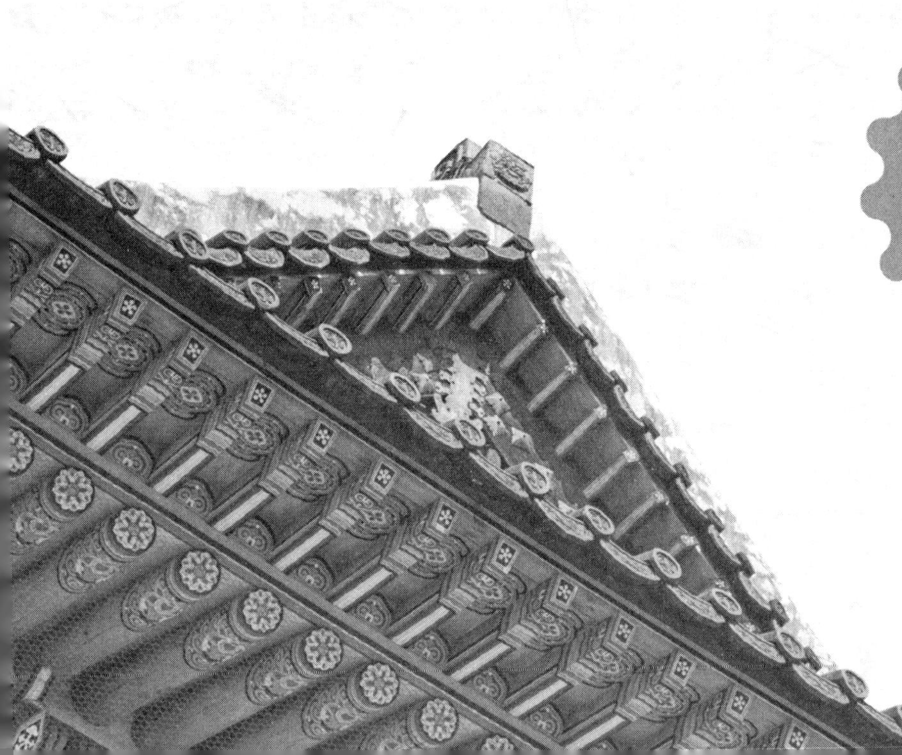

도서출판 디자인21

머리말

오늘날 인류의 건강 증진과 삶의 질 향상은 가장 중요한 사회적 과제 중 하나이며, 제약산업은 이를 실현하는 핵심적인 역할을 수행하고 있습니다. 과학 기술의 발전과 함께 제약공학은 단순히 의약품을 생산하는 기술을 넘어 기초과학(화학, 생물학), 의약학, 생명공학 등의 지식을 융합하여 혁신적인 치료제와 의약품을 개발하는 첨단 학문 분야로 발전했습니다. 특히 합성 의약품을 넘어 바이오 의약품의 중요성이 커지면서, 미래 바이오 헬스 산업을 선도할 전문 인력의 양성은 더욱 절실해졌습니다.

본 교재는 빠르게 변화하는 제약공학 분야의 최신 지식을 체계적으로 정리하고, 학생들이 이 분야에 대한 기초 지식과 실무 역량을 함께 함양할 수 있도록 돕고자 하는 목표로 집필되었습니다. 그동안 제약공학 전공자를 위한 한국어 입문 교재가 부족하다는 학계와 현장의 목소리가 있었습니다. 본 교재는 이러한 흐름 속에서 하북성 과학기술청의 지원을 받아 제약공학의 필수적인 개념과 용어를 한국어를 공부하는 전공자에게 가장 효과적으로 전달하고자 하는 바람을 담아 완성되었습니다.

이 책은 다음과 같은 특징을 가집니다.

• 폭넓은 제약 용어 구성: 제약공학의 핵심인 의약품 개발 과정, 생산 기술, 품질 관리(GMP)뿐만 아니라, 바이오 의약품, 기능성 식품, 화장품 등 관련 분야까지 아우르는 제약 관련 용어를 다룹니다.

• 실무 중심의 학습: 실제 제약 산업 현장에서 사용되는 장비, 공정, 그리고 법규(GMP)에 대한 내용을 상세히 다루어, 학생들이 졸업 후 현장에 빠르게 적응할 수 있도록 실질적인 도움을 주고자 합니다.

• 최신 동향 반영: 제약바이오 산업의 최신 기술 동향(바이오의약품, 신기술 의약품 등)을 반영하여, 변화하는 산업 환경에 대한 이해를 높일 수 있도록 구성했습니다.

• 한국어능력시험(OPIK) 대비: 한국으로의 유학을 준비 중인 학생들이 어려운 제약 용어 관련 출제 문제를 체계적으로 준비할 수 있도록 구성했습니다.

이 책이 제약공학을 전공하는 외국인 학생은 물론, 제약·바이오 산업 진출을 꿈꾸는 예비 전문가, 그리고 현업에 종사하면서 기초 지식을 다시 다지고 싶은 실무자들에게 훌륭한 길잡이가 되기를 바랍니다. 독자 여러분이 이 교재를 통해 제약공학의 무한한 가능성을 발견하고, 미래 의약품 개발의 주역으로 성장하는 데 기여할 수 있기를 진심으로 기대합니다.

교재가 출간되기까지 아낌없는 조언과 도움을 주신 많은 분께 깊이 감사드립니다.

저자 일동 드림

前言

促进健康及提高生活质量是当代人类所共同面临的重大命题。制药产业在实现这一命题的过程中起着至关重要的作用。随着科学技术的不断发展、制药工程早已超出了单纯生产药品的范畴、而已发展成为集基础科学(化学、生物学)、医药学、生命工程等多学科于一体的进行创新开发新疗法与新药品的前沿融合学科。随着人们对生物制药重视程度的不断提高，社会亟需大量的生物健康产业高端人才。

本教材通过梳理快速发展的制药工程前沿理论知识，旨在培养本专业学生的理论与实践能力。长期以来、在全球学术界及产业界、制药工程韩国语教材严重匮乏。为扭转这一局面、韩国制药工程学会等单位组织有关专家撰写了本教材并进行了多次修订。在河北省科学技术厅和石家庄学院的大力支持下、本书得以顺利出版。

本书具有以下特点:

· 知识覆盖面广：不仅涵盖药品开发流程、生产技术、质量管理(GMP) 等制药工程核心领域、还涵盖了生物制药、保健食品、化妆品等相关领域。

· 以实践为导向：为能让本专业学生在毕业后快速适应岗位工作、本书着重对制药产业所必需的设备、工艺、法规(GMP) 等内容进行了讲解。

· 跟踪产业发展最前沿：本书紧密跟踪制药产业发展的最前沿(生物制药、新型技术引进、新药开发等)、让本专业学生对快速发展的制药工程产业进行全面系统地了解。

· 搞好韩语能力考试(TOPIK) 备考：本书针对计划赴韩留学的本专业学生将繁杂的制药工程术语进行了系统整理。

我们衷心希望本书能够成为制药工程专业本科生、立志投身制药工程产业的相关专业人士以及相关从业人员的学习手册。同时、诚挚期待各位读者能在制药工程领域中取得辉煌成就。

最后、我们谨向为教材编纂与出版中予以帮助的各界人士致以崇高的敬意。

全体作者 敬上

이 책의 구성과 특징

제약 용어 이해 및 설명

제약공학의 핵심인 의약품 개발 과정, 생산 기술, 품질 관리(GMP)뿐만 아니라, 바이오 의약품, 기능성 식품, 화장품 등 관련 분야까지 아우르는 제약 관련 용어를 이해하고 학습한다.

제약 용어 관련 예문

한국어로 제약공학의 필수적인 개념과 용어를 공부하는 유학생들이 더욱 쉽게 이해하고 학습할 수 있도록 핵심 어휘와 관련 예문을 수록하였다.

TOPIK II 읽기 실전 모의고사

한국어능력시험(TOPIK) II을 준비하는 외국인 유학생을 위해 읽기 실전 모의고사 3회 문제와 해설을 수록하였다.

차례

제약 공학 용어

词汇어휘

1단계

1. 흡수, 분포, 대사, 배설

중 吸收,分布,代谢,排泄
영 Absorption, Distrubution, Metabolism, Excretion

흡수, 분포, 대사, 배설을 망라하는 대사활동이다. 신약 개발 과정에서 독성실험을 할 때 체내의 약물경로에 있는 생체가 하는 활동이다.

包括吸收、分布、代谢、排泄在内的代谢活动. 在新药开发过程中进行毒性实验时机体对体内药物所进行的生理活动。

흡수【名】吸收
분포【名】分布
대사【名】代谢
배설【名】排出
독성【名】毒性

① 보통의 물질은 거의 선택 **흡수**한다.
② 인구 **분포**는 밀집 정도를 나타내는 지표이다.
③ **배설**은 혈액의 정화와 무기 염류 농도 조절에 중요하다.
④ **독성**이 있는 열매는 먹으면 위험하다.

2. 아데노신3인산

중 三磷酸腺苷
영 ATP(Adenosine triphosphate)

아데노신에 인산기가 3개 달린 유기화합물이다. 모든 생물의 세포내에 존재하여 에너지 대사에 중요한 역할을 한다.

腺苷中带有3个磷酸基的有机化合物。 存在于所有生物的细胞内, 在能量代谢中起重要作用。

세포【名】細胞
에너지【名】活力

① **세포** 치료제 제작을 위해서는 환자의 백혈구 채취가 필요하다.
② 태양 **에너지**를 이용하는 자동차가 생산되었다.

3. 혈액 뇌 관문

중 血脑屏障
영 Blood-Brain Barrier(BBB)

혈액과 뇌 조직 사이에 존재하는 내피 세포로 이루어진 관문이다. 다른 장기의 내피세포와는 달리 세포들 사이가 매우 치밀하므로 약물이 잘 투과되지 않는다.

这是由血液和脑组织之间存在的内皮细胞组成的屏障。与其他器官的内皮细胞不同,细胞之间非常紧密,因此药物不容易渗透。

① **혈액** 순환이 되면 피기 더 깨끗해진다.
② 담배 연기의 화학 물질은 혈관 **내피**를 손상시킨다.
③ 아무리 봐도 그는 성격이 **치밀하다**.

词汇 어휘

혈액【名】血液
내피【名】内皮
치밀하다【形】细致

4. B형 간염

중 乙型肝炎
영 Hepatitis B

B형 간염은 B형 간염 바이러스(hepatitis B virus, HBV)에 감염된 경우 이로 인한 우리 몸의 면역반응으로 인해 간에 염증이 생기는 질환이다.

乙型肝炎是由于感染乙型肝炎病毒后，我们身体的免疫反应引起肝脏发生炎症的疾病。

① 이 컴퓨터는 바이러스에 **감염**이 되어서 수리해야 한다.
② 물집을 함부로 터뜨리면 **염증**이 생길 수도 있다.

감염【名】感染
염증【名】炎症

5. 상보적 DNA

중 互补DNA
영 cDNA(Complementary DNA)

词汇 어휘

mRNA에 상보적 배열을 가진 DNA. 인터페론이나 성장호르몬 등을 대장균으로 생산하는 데는 cRNA를 클로닝하여 이루어진다.

与mRNA序列互补的DNA。在利用大肠杆菌生产干扰素或生长激素等蛋白质时，是通过克隆cDNA来实现的。

성장호르몬 【名】生长激素
대장균 【名】大腸菌

① 사람들은 수면 상태에서 **성장 호르몬**이 많이 분비된다.
② 기준치를 초과하는 **대장균**이 검출되었다.

6. C형 간염

중 丙型肝炎
영 Hepatitis C

C형 간염의 원인 바이러스로서 주로 수혈이나 혈액 제제를 통해서 감염이 되며 예전에는 non-A-non-B 간염 바이러스로 불린다.

丙型肝炎的致病因是病毒,主要通过输血或血液制剂而感染,以前被称为非甲非乙型肝炎病毒。

원인 【名】原因, 缘由
수혈 【名】輸血
혈액 【名】血液

① 이번 화재의 **원인**은 아이들의 불장난이었다.
② 그 환자는 출혈이 심하여 수술 도중 수혈을 받아야 했다.
③ 심장은 온몸에 **혈액**을 공급한다.

7. 인간면역결핍 바이러스

중 艾滋病毒(艾滋病)
영 HIV(AIDS)

후천성 면역결핍 증후군 (AIDS)을 일으키는 원인 바이러스이다. HIV에 감염되면 면역세포인 CD4 양성 T-림프구가 파괴되므로 면역력이 떨어지고 각종 감염성 질환과 종양이 발생하여 사망한다.

是导致获得性免疫缺陷综合征(AIDS)的致病病毒。感染HIV后，免疫细胞中的CD4阳性T淋巴细胞被破坏，免疫力下降，从而导致各种感染性疾病和肿瘤的发生，最终可能导致死亡。

① **후천성** 뇌성마비는 어떻게 발생합니까?
② 꿀은 **면역력**을 높여주는 천연 건강 보조제다.
③ 조직 검사 결과 악성 **종양**으로 판명되다.

词汇어휘

후천성【名】后天性
면역력【名】免疫力
종양【名】肿瘤

8. 생체 외

중 体外
영 in vitro

살아있는 개체 밖을 말하며 개체 유래 세포나 조직을 대상으로 하기도 한다.

指在活体之外进行的实验，通常以从生物体中取出的细胞或组织为研究对象。

① 담배의 **유래**를 아는 사람은 그리 많지 않다.
② 이 옷감은 **조직**이 치밀하다.

유래【名】由来
조직【名】组织

9. 생체 내

중 体内
영 in vivo

살아있는 개체 안을 말한다.

指在活体内进行的实验。

① 신약이 **탁월한 임상** 효과를 나타내다.
② 심리학에는 **임상**심리와 심리상담이 있다.

임상【名】临床
탁월하다【形】卓越

词汇어휘

10. 연구용 신약(IND)

중 研究性新药
영 Investigative New Drug

임상 시험용 신약이다.

临床试验用新药。

신약【名】临床

① **신약**으로 병이 나았다.

11. 연구성 신약 출원(IND application)

중 研究性新药申请
영 Investigational New Drug application

임상시험계획 승인신청. 인체를 대상으로 한 안전성 및 유효성 자료 수집을 목적으로 해당 의약품을 사용하여 임상시험을 실시하고자 하는 자가 식약처장의 승인을 신청하는 과정이다.

临床试验计划批准申请。以收集人类受试者的安全性及有效性资料为目的,使用相关医药品进行临床试验来申请食品医药品安全处长的批准的过程。

안전성【名】安全性
유효성【名】有效性
신청하다【动】申请

① 이 약품은 아직 **안전성**이 확인되지 않았다.
② 식약청은 **유효성**과 안전성 검토가 끝나지 않은 제품에 대해 반입을 허락하지 않았다.
③ 과장에게 이틀 동안 휴가를 **신청하다**.

12. 가교시험

중 架桥试验
영 Bridging Study

의약품의 안전성과 유효성에 관한 민족적 요인에 차이가 있어 외국 임상자료를 그대로 적용하기가 어려운 경우 국내에서 한국인을 대상으로 가교자료를 얻기 위해 실시하는 실험이다.

当药品的安全性或有效性可能因种族因素而存在差异，导致国外临床数据无法直接适用于本国时，在本国以韩国人为受试者进行实验，以获得架桥数据材料而进行的实验。

① 그의 성공 **요인**은 성실한 생활 태도이다.
② 이론을 실제에 **적용하다**.
③ 초등학교에서 학교 급식을 **실시하다**.

词汇어휘

요인【名】要因
적용하다【动】适用
실시하다【动】实施

13. 마이크로 RNA

중 微核糖核酸
영 micro RNA

생물의 유전자 발현을 제어하는 역할을 한다.

在生物体中起调控基因表达作用的小分子RNA。

① 생물 유전자 **발현**.
② 힘만으로 아이들을 **제어**해서는 안 된다.

발현【名】显现
제어하다【动】控制

14. 신약 신청(NDA)

중 新药申请
영 New Drug Application

신약에 대하여 임상시험을 완료하고 동물시험까지의 전 임상시험결과 및 임상시험결과를 최종 취합하여 의약품 시판허가를 취득하기 위한 신청절차이다.

在完成临床试验后，将动物试验等所有临床前试验结果与临床试验结果汇总，向药品管理机构提交以获得上市许可的申请程序。

완료하다【动】完成
취합하다【动】汇集
취득하다【动】取得

词汇어휘

① 그들은 이미 준비를 **완료하고** 출동 명령만 기다리고 있다.
② 저에게 말해 주시면 제가 **취합해서** 전달하도록 하겠습니다.
③ 4년 동안 몇 학점을 **취득**해야 졸업할 수 있나요?

15. 신물질

중 新分子实体
영 NME(New Molecular Entity)

미국 FDA의 승인이나 미국 시장에 허가된 적이 없는 활성 유도체를 가지고 있는 의약품이다.

具有从未获得美国FDA批准或未在美国市场上市的活性结构的药物。

활성【名】活性
유도체【名】衍生物

① 촉매 반응의 속도는 촉매제의 농도와 **활성**에 따라 달라진다.
② **유도체**는 유기화학에서 매우 중요한 개념이다.

16. 작은 간섭 리보핵산

중 小干扰RNA
영 siRNA(Small Interfering RNA)

유전자의 단백질 정보를 갖고 있는 전령 리보핵산(mRNA)에 염기서열을 특이적으로 결합한 다음 mRNA를 분해해 단백질을 만들지 못하게 한다.

它通过特异性结合信使RNA(mRNA)中的碱基序列(包含基因的蛋白质信息)并降解mRNA来发挥作用，从而阻止蛋白质的生成。

염기【名】盐基
결합하다【动】结合
단백질【名】蛋白质

① 양성 물질은 산과 **염기** 둘 다에 반응한다.
② 수소 원자 둘에 산소 원자 하나가 **결합**하면 물이 만들어진다.
③ 모유는 필수 아미노산과 같은 **단백질**의 함량이 높다.

17. 개량신약

중 改良新药

영 Incrementally Modified Drug(IMD)

자료 제출 의약품 중에서 안전성, 유효성, 유용성(복약 순응도, 편리성 등)에 있어 이미 허가(신고)된 의약품에 비해 개량되었거나 의약기술에 있어 진보성이 있다고 식품의약품안전처장이 인정한 의약품이다.

被食品药品监督管理部门认定为在资料备案的药品中，在安全性、有效性、有用性(如服药依从性、便利性等)方面较已批准(申报)的药品有改进或在医药技术上具有进步性的药品。

① 의사소통에 있어 언어의 **유용성**을 의심하는 사람은 없다.
② 의사의 약제나 의학적 조언을 환자가 따르는 정도를 **순응도**라고 한다.
③ 농학을 전공한 그는 요새 배추의 **개량**에 몰두하고 있다.

词汇어휘

유용성【名】有用性
순응도【名】依从性
개량【名】改良

18. 경구투여

중 口服

영 Oral Administration

입으로 의약품을 투여하는 방법이다. 가장 일반적이며 위에서 분해되어 위장관 점막을 통해 흡수된다.

通过口服方式投药。这是最常见的给药方式，药物在胃中被分解后经胃肠黏膜吸收。

① 의사는 환자에게 해독제를 **투여**했다.
② 섬유질은 위의 소화액으로는 잘 **분해**되지 않는다.
③ 이온음료는 물보다 체내에 빠르게 **흡수**된다고 한다.

투여하다【动】给予
분해되다【动】分解
흡수되다【动】吸取

词汇 어휘

19. 고지혈증

중 高血脂症
영 Hyperlipidemia

고지혈증은 필요 이상으로 많은 지방성분 물질이 혈액 내에 존재하면서 혈관벽에 쌓여 염증을 일으키고 그 결과 심혈관계질환을 일으키는 상태를 말한다.

高血脂症是指血液中脂质成分超出所需量,导致脂质在血管壁沉积,引起炎症,从而诱发心血管疾病的状态。

지방【名】脂肪
염증【名】炎症

① 살을 빼려면 유산소 운동으로 체내의 **지방**을 연소시켜야 한다.
② 물집을 함부로 터뜨리면 **염증**이 생길 수도 있으니 조심하십시오.

20. 광학이성질체(카이랄)

중 光学异构体
영 Chiral

대칭 조작으로 겹쳐지지 않는 경상체를 가진 분자이다.

通过对称操作不能重叠的具有镜像体的分子。

겹치다【动】叠起
분자【名】分子

① 불행한 일이 한데 **겹치다**.
② 물 **분자**는 수소 원자 두 개와 산소 원자 하나가 결합하여 만들어진다.

21. 근육투여

중 肌肉注射
영 Intramuscular injection(IM)

약물을 근육에 투입하는 방법이다.

在肌肉里进行投药的方法。

근육【名】肌肉
투입하다【动】投入

① **근육**은 우리 몸에 에너지원을 만들고 태우는 역할을 한다.
② 그 회사는 막대한 돈을 **투입**하여 해외 지사를 설립했다.

22. 기전

중 机制
영 mechanism

약물이 생체 내에서 작용하는 원리나 구조를 말한다.

指药物在生物体内的作用原理或构造。

① **생체** 실험에 쥐를 이용하다.
② 이번 사건이 그에게 불리하게 **작용**할 것이다.

词汇어휘
생체【名】生物体
작용하다【动】作用

23. 길항작용

중 对抗作用
영 antagonism

상반되는 2가지 요인이 동시에 작용하여 그 효과를 서로 상쇄시키는 작용이다.

两个相反的因素同时起作用，效果相互抵消。

① 두 사람은 **상반된** 성격을 가졌다.
② **상쇄하다**는 상반되는 것이 서로 영향을 주어 효과가 없어지는 것을 뜻한다.

상반되다【动】相反
상쇄하다【动】抵消

24. 단백 결합

중 蛋白键
영 Protein Combination

词汇어휘

약물의 조직 중 단백질과의 결합. 혈장에서의 단백 결합은 약효 발현에 중요한 요소이다.

指药物与体内蛋白质的结合。血浆中蛋白结合是决定药效发挥的重要因素。

혈장【名】血浆
약효【名】药效
발현【名】显现

① 급히 필요한 **혈장**을 제공하다.
② **약효**를 확인하기 위해 동물실험을 실시하다.
③ 생물과 무생물은 동일한 우주의 힘을 **발현**한다.

25. 단백질 결정화

중 蛋白质结晶化
영 Protein Crystallization

단백질을 결정을 형성하는 과정이다. 단백질 X선 회절법, AFM, NMR 등을 이용하여 단백질 결정의 구조를 밝힐 수 있다.

蛋白质形成晶体的过程。可利用蛋白质X射线衍射法,原子力显微镜(AFM)或核磁共振(NMR)等技术解析其结构。

형성하다【动】形成
결정【名】决定

① 청소년기는 인격을 **형성**하는 데에 매우 중요한 시기다.
② 어떠한 경우에도 이번에는 **결정**에 따르기로 합의하였다.

26. 단클론항체

중 单克隆抗体
영 Monoclonal Antibody

동일한 면역세포에서 생성되는 하나의 항원에만 특이적으로 결합하는 항체이다.

由同一种免疫细胞产生，只能特异性结合一种抗原的抗体。

면역세포【名】免疫细胞
항원【名】抗原
항체【名】抗体

① 여성이 남성보다 **면역세포**가 더 많다.
② 여기에는 **항원** 항체반응 검사와 면역 형광법 두 가지가 있다.
③ 예방 접종으로 그 병균에 대한 **항체**가 형성되었다.

27. 당뇨병

중 糖尿病
영 Diabetes Mellitus

인슐린의 분비량이 부족하거나 정상적인 기능이 이루어지지 않아 혈중 포도당 농도가 높아져 소변에 포도당을 배출하는 질환이다.

由于胰岛素分泌不足或功能异常,导致血液中葡萄糖浓度升高,并从尿液中排出葡萄糖的疾病。

① 쓴 커피는 위산의 **분비량**을 증가시킬 수 있다.
② 전분은 **포도당**으로 분해될 수 있다.
③ 그는 혈중 알코올 **농도**가 기준치 이상으로 나왔다.
④ 오수를 함부로 하천에 **배출한** 업체가 적발되었다.

词汇 어휘

분비량【名】分泌量
포도당【名】葡萄糖
농도【名】浓度
배출하다【动】排出

28. 대사 안정성

중 代谢稳定性
영 Metabolic Stability

생체 내에서 약물이 쉽게 대사가 된다. 충분한 안정성이 없으면 약물로서 기능을 할 수 없다.

指药物在体内容易得被代谢掉。稳定性不足,则药物无法在体内发挥作用。

① 신진**대사**가 느리면 비만 등의 건강 문제가 일어나기 쉽다.
② 그 자동차는 외관은 훌륭하지만, **안정성**이 별로 좋지 않다.

대사【名】代谢
안정성【名】稳定性

词汇어휘

29. 대조약

중 对照药
영 Control Drug

시험약과 비교할 목적으로 사용되는 위약 또는 개발 중이거나 시판중인 의약품이다.

和试验药物可以以比较为目的使用的安慰剂或研发中/已上市的药品。

비교하다【动】比较
시판하다【动】销售

① 옷을 몸에 놓고 **비교**해 보면 크기를 알 수 있다.
② 새로 나온 우유를 **시판**하기 위해 직원들이 나와 있다.

30. 독성학

중 毒理学
영 Toxicity

생체에 바람직하지 못한 작용을 가져오는 물질에 대한 중독작용과 메커니즘, 시험법, 해독처리법 등을 연구하는 학문이다.

这是研究对生物体产生不良作用的物质的中毒作用和机制,试验方法,解毒处理方法等的学问。

바람직하다【形】值得期待
중독【名】中毒
메커니즘【名】机理

① 너의 이 작품은 약간 줄이는 것이 **바람직하다**.
② 커피를 많이 마시면 카페인 **중독**을 일으킬 수 있다.
③ 경제 발전에는 일정한 **메커니즘**이 있다.

31. 독소

중 毒素
영 Toxin

생물체가 만들어 내는 독성이 강한 물질이다.

由生物体产生的具有强烈毒性的物质。

① 지구상의 **생물체**는 기후와 환경에 맞게 진화했다.
② 이 약은 **독성**이 있으니 주의 사항을 잘 지켜야 합니다.

词汇 어휘

생물체【名】生物体
독성【名】毒性

32. 리보자임

중 核糖酶
영 Ribozyme

효소활성이 있는 RNA분자이다. RNA와 효소의 합성으로 RNA 효소라고도 한다.

具有酶活性的RNA分子，由RNA和酶合成，又称“RNA酶”。

① **효소**는 화학 반응의 효율을 높이는 데 사용할 수 있다.
② **합성** 섬유는 천연 섬유보다 질기다.

효소【名】酶
합성【名】合成

33. 리포좀

중 脂质体
영 Liposome

인지질 이중층 구조로 구성되어 친수기(hydrophilic)와 친유기(lipophilic)를 가지고 약물을 전달하는데 이용된다.

由磷脂双分子层组成,具有亲水性和亲脂性,用于药物递送。

① **인지질**은 세포막의 주요 구성 요소이다.
② 발전소에서는 전기를 생산하여 각 가정에 **전달한다**.

인지질【名】磷脂质
전달하다【动】传达

词汇어휘

34. 만성독성

중 慢性毒性
영 Chronic toxicity

생물에 대한 독성이 단기간 동안에 나타나지 않고 장기간 후에 나타나는 것을 의미한다.

指药物的毒性并非短期内显现,而是在长时间出现。

단기간【名】短期
장기간【名】长期

① 그는 열심히 공부하더니 **단기간** 내에 성적이 크게 올랐다.
② **장기간** 사용하기에 적합한 제품을 찾고 있다.

35. 면역독성

중 免疫毒性
영 Immunotoxicity

반복투여 독성시험의 결과 면역계에 이상이 있는 경우 시험물질의 이상 면역 반응이다.

重复给药毒性试验结果显示免疫系统出现异常时,为受试物的不良免疫反应。

반복【名】反复
면역【名】免疫
반응【名】反应

① **반복** 훈련으로 선수들의 기술이 좋아졌다.
② 대부분의 질병은 우리 몸의 **면역** 기능이 약화되었을 때 생긴다.
③ 금속에 산소가 닿으면 산화 **반응**이 일어난다.

36. 면역증강제

중 免疫增强剂
영 Immune adjuvant

항원을 일으키는 면역반응을 증강시키는 물질이다.

能增强抗原引发的免疫反应的物质。

일으키다【动】扶起
증강하다【动】增强

① 세균이 인체에 병을 **일으킨다**.

② 이 약은 정신을 안정시키고 기억력을 **증강**시키는 약이다.

37. 바이러스

중 病毒

영 Virus

세균보다 작고 다른 생물체에 기생하는 물질이다.

比细菌更小,寄生其他生物细胞的物质。

① 쌍둥이도 자세히 보면 얼굴이 **다르다**.

② 회충은 사람 몸에 **기생**하여 산다.

词汇 어휘

다르다【形】不同
기생하다【动】寄居

38. 바이러스 벡터

중 病毒载体

영 Virus Vector

목적 유전자를 숙주세포에 도입시킬 때 사용된 운반체로 재조합 바이러스를 사용한다.

使用重组病毒作为将目的基因引入宿主细胞时使用的载体。

① 기생충은 다른 개체의 몸을 **숙주**로 삼아 생존한다.

② 실리카겔(silica gel)은 가장 좋은 촉매 **운반체** 중의 하나이다.

③ 그는 미술의 이미지 기법을 연극에 **도입**하고자 애쓰고 있다.

숙주【名】宿主
운반체【名】载体
도입하다【动】引进

39. 바이오시밀러

중 生物类似药

영 Biosimilar

词汇어휘

후발 생물 의약품으로 이미 제조판매와 수입품목허가를 취득한 품목과 품질, 안전성 및 유효성 측면에서 동등성이 입증된 생물의약품이다.

被证明与已经获得制造,销售,进口品种许可的品种和品质,安全性及有效性方面具有同等性的生物医药品。

취득하다【动】取得
동등성【名】同等性
입증되다【动】举证

① 4년 동안 몇 학점을 **취득**해야 졸업할 수 있나요?
② 현대 여성일수록 남성과의 인격적 **동등성**을 주장한다.
③ 구체적인 자료를 통해 학설이 **입증되다**.

40. 반응속도상수

중 速率常数
영 Rate Constant

반응 속도식에서의 비례 상수로 농도와는 무관하지만 온도가 달라지면 그 값이 달라진다.

化学反应速率方程中作为比例常数,其数值与反应物浓度无关,但会随温度变化而改变。

상수【名】常数
무관하다【形】无关
달라지다【动】变

① 스프링의 진동수는 질량 및 탄성 **상수**에 따라 다르다.
② 능력의 차이는 성별과 **무관하다**.
③ 가구를 바꾸니까 방의 분위기가 **달라졌다**.

41. 배아줄기세포

중 胚胎干细胞
영 Embryonic stem cell

배반포 단계의 수정란에서 형성된 전능세포로 증식력이 강하고 자가생산이 용이하나 암 형성 가능성이 있고 면역학적 거부 반응의 위험성이 있다.

在胚盘细胞阶段的受精卵中形成的全能性细胞,增殖能力强,自我更新容易,但具有癌变潜力,存在免疫学排斥的风险。

① 중국에는 독특한 차 문화가 **형성**되었다.
② 현미경을 통해 세균의 **증식** 과정을 관찰해 봅시다.
③ **면역학**은 과학자들의 주요 연구 대상이다.
④ 이 약은 장기간 복용하면 중독에 빠질 **위험성**이 높다.

词汇어휘

형성되다【动】形成
증식【名】增殖
면역학【名】免疫学
위험성【名】危险性

42. 배양

중 栽培, 培养
영 Culture

생물체나 생물체의 일부를 적당히 인공적으로 조절한 환경조건에서 생육시키는 작업이다.

生物体或生物体的一部分在适当人工调节的环境条件下进行繁育的工作。

① 여기는 물이 깊지 않아 아이들이 놀기에 **적당하다**.
② 줄기세포의 **인공적** 배양은 모든 인류의 바람이다.
③ 앞차와의 간격을 고려하여 속도를 **조절하다**.

적당하다【形】适当
인공적【名】人工的
조절하다【动】调节

43. 백신

중 疫苗
영 Vaccine

질병 또는 감염의 예방, 경감 또는 치료를 위한 면역계의 자극을 목적으로 투여되는 면역원이다.

是为了预防,减轻或治疗疾病或感染的免疫系统刺激而注射的免疫原。

경감【名】减轻
자극【名】刺激

词汇 어휘

① 진통제는 일시적으로 고통을 **경감**하는 약이다.
② 매운 것은 위에 **자극**을 준다.

44. 분자 모델링

중 分子建模
영 Molecular Modeling

분자들의 행동을 모방하고 모델링하기 위해 사용되는 이론적 방법과 컴퓨터 기술의 총칭한다.

是用于模拟和建模分子行为的理论方法和计算机技术的总称。

분자【名】分子
모방【名】模仿

① **분자**가 분모보다 큰 분수를 가분수라고 한다.
② 부모나 형제는 어린이의 **모방**의 대상이 된다.

45. 생식독성시험

중 生殖毒性试验
영 Reproductive toxicology

약물이 포유류의 생식에 미치는 영향을 규명하는 시험이다.

查明药物对哺乳动物生殖影响的试验。

포유류【名】哺乳类
생식【名】生殖
규명하다【动】查明

① 하마는 세계에서 가장 큰 육상 초식성 **포유류** 중 하나다.
② **생식**은 생명의 기본 특징 중의 하나이다.
③ 탄광 붕괴 사고의 원인은 반드시 조사하여 **규명**되어야 한다.

46. 생체이물

중 异生素
영 Xenobiotic

생체에서 생산되지 않는 인공화학물질, 약물, 식품 첨가물, 환경오염물질 등 생체에 대한 유해물질의 총칭한다.

是对生物有害物质的总称,包括非生物产生的人工化学物质,药物,食品添加剂,环境污染物等。

① 이 지역에서는 주로 복숭아와 포도가 **생산**된다.
② 이것은 식품에 넣어서는 안 되는 **첨가물**이다.
③ 담배 한 개피에 많은 종류의 **유해 물질**이 함유되어 있다.

47. 선도물질

중 先导化合物
영 Lead Compound

신약개발에서 치료적 목적으로 사용될 만큼의 약리작용 혹은 생물학적 활성을 가지는 화학물이다.

在新药开发中具有足以用于治疗目的的药理作用或生物活性的化学物。

① 좋은 **치료적** 관계가 치료의 성공에 필수적이라고 믿는다.
② 촉매 반응의 속도는 촉매제의 농도와 **활성**에 따라 달라진다.

48. 성장인자

중 生长因子
영 Growth Factor

세포와 조직의 수와 중량을 증가시키는 작용이 있는 단백질 성질의 생리 활성물질이다.

具有增加细胞,组织的数量,重量作用的蛋白质性生理活性物质。

词汇 어휘

생산되다【动】出产
첨가물【名】添加物
유해물질【名】有害物质

치료적【名】治疗性
활성【名】活性

중량【名】重量
성질【名】性质

① 이 보통우편은 이미 **중량**을 초과하였다.
② 기름은 물과 섞이지 않는 **성질**이 있다.

49. 세포내 수송

중 细胞内运输
영 Intracellular Transport

세포 내에서의 물질수송과정으로 아미노산, 이온, 단백질 등을 수송한다.

指细胞内物质(如氨基酸,离子,蛋白质等)通过运输过程运输。

아미노산【名】氨基酸
수송하다【动】输送
이온【名】离子

① 모유는 필수 **아미노산**과 같은 단백질의 함량이 높다.
② 귀향 인파를 **수송하다**.
③ 나트륨 이온이 염소 **이온**과 화합하면 염화나트륨이 된다.

50. 세포독성

중 细胞毒性
영 Cytotoxicity

세포에 대한 독성을 의미한다. 독성 작용제로는 화학물질, 면역세포, 일부의 베놈 등이 있다.

对细胞的毒性。毒性作用剂有化学物质,免疫细胞,部分毒液。

면역【名】免疫
의미하다【名】意味着

① 대부분의 질병은 우리 몸의 **면역** 기능이 약화되었을 때 생긴다.
② 이 이야기가 **의미**하는 것은 가족의 소중함이다.

51. 세포배양 의약품

중 细胞培养药物
영 Cell Culture Drug

세포배양 기술을 이용하여 제조되는 펩타이드 또는 단백질 등을 유효성분으로 하는 의약품이다.

采用细胞培养技术制备的以肽或蛋白质等为有效成分的药品。

① 그 회사는 자체 기술력으로 항공기를 **제조**했다.
② 이것이 태양열을 **이용**하여 주택을 난방하는 시설이다.

词汇어휘

제조하다【动】制造
이용하다【动】利用

52. 세포치료제

중 细胞治疗剂
영 Cell therapy product

세포와 조직의 기능을 복원하기 위하여 살아있는 자가, 동종, 이종 세포를 체외에서 증식, 선별하거나 여타 방법으로 세포의 생물학적 특성을 변화시키는 행위를 통해 치료, 진단, 예방 목적으로 쓰이는 의약품을 말한다.

为恢复细胞或组织功能,通过在体外增殖,筛选活的自体,同种,异种细胞或通过其他方法改变细胞生物学特性的行为,用于治疗,诊断,预防目的的医药品。

① 휴대전화 **동종**업체 간의 경쟁이 날이 갈수록 치열해지고 있다.
② 땀을 흘리면 열량을 **체외**로 배출시킬 수 있다.
③ 몸에 이롭지 않은 세포일수록 빠르게 **증식**하는 경우가 많다.
④ 우리는 전문가의 **진단**을 받고 문제를 해결하기로 했다.

동종【名】同类
체외【名】体外
증식【名】增殖
진단【名】诊断

53. 안전성 약리 연구

중 安全性药理研究
영 Safety Pharmacology

물질의 치료적 범위(혹은 그 밖에서) 투약에 관련되어 부정적인 영향을 줄 수 있는 물질의 약역학적 잠재 효과에 대한 연구이다.

词汇 어휘

在用药层面物质的治疗范围(或范围之外),可能产生不良影响的物质的药代动力学潜在作用的研究。

투약【名】用药
잠재【名】潜在

① 치료를 하는 동안에는 환자에게 **투약**이나 수술을 하지 않는다.
② 그의 **잠재** 능력은 이루 말할 수 없이 뛰어나다.

54. 소실률

중 清除率
영 Clearance

체내에서 약물이 제거되는 정도는 나타내며 약물의 체내 동태를 평가하는 중요 지표로 사용된다.

表示药物从体内被清除的程度,是评价药物体内动力学的重要指标。

제거되다【动】除去
지표【名】指标
동태【名】动态

① 우리는 정원의 잡초를 **제거했다**.
② 영업의 **지표**를 사원들에게 제시하다.
③ 조소 하나하나의 **동태**가 저마다 생동적이다.

55. 수소결합

중 氢键
영 Hydrogen bond

2개의 원자 사이에 수소 원자가 결합되어 일어나는 화합 결합한다.

指两个原子之间通过氢原子相连所形成的化学键。

원자【名】原子
수소【名】氢

① 모든 물질은 **원자**라는 소립자로 구성되어 있다.
② 물을 전기 분해하면 **수소**와 산소가 발생한다.

56. 숙주

중 宿主细胞
영 Host Cell

유전자 조작에서 유전자를 받아들이는 세포이다.

在基因操作中,用于接受外源基因的细胞。

① **유전자**는 현대 과학의 대표적인 연구 대상이다.
② 그는 컴퓨터 **조작**에 능숙하다.

57. 신약

중 新药
영 New Drug

국내에서 이미 허가된 의약품과는 화학구조 또는 본질 조성이 전혀 새로운 신물질의약품 또는 신물질의 유효성분을 가진 의약품이다.

指在国内尚未批准,其化学结构或本质成分全新的新化学药物,或含有新有效成分的药品。

① 공장 감독의 **허가** 없이는 취재를 할 수 없다.
② 그 둘은 형태는 다르지만 **본질**은 같다.
③ 이 물질은 질소와 산소의 **조성**으로 이루어진 것이다.

58. 아미노산

중 氨基酸
영 Amino Acid

단백질 분자의 가장 기본적인 조성 물질로, 분자내에 아미노기

词汇어휘

유전자
【名】遗传基因
조작【名】操作

허가【名】许可
본질【名】本质
조성【名】组成

词汇 어휘

아미노기【名】氨基
화합물【名】化合物

분화【名】分化
이탈되다【动】脱离
경과【名】经过
종양【名】肿瘤

와 카복실기를 가진 화합물의 총칭한다.

是蛋白质分子的最基本组成物质,指分子中同时具有氨基和羧基的化合物总称。

① **아미노기**는 유기 화합물이 가지는 작용기의 하나이다.
② 단백질은 우리 몸에 꼭 필요한 **화합물**이다.

59. 암

중 癌
영 Cancer

생체세포의 정상적인 증식 및 분화 조절기구로부터 이탈되어 무제한으로 세포가 증식하여 치명적인 경과를 보이는 세포성 종양이다.

指脱离正常细胞增殖与分化调控机制,无限制增殖并导致致病效果的细胞性肿瘤。

① 앞으로는 모든 분야가 전문화되고 **분화**되어야 한다.
② 혼자서 사회를 **이탈**해서 살아갈 수 없다.
③ 사건의 자세한 **경과**는 아직 밝혀져 있지 않다.
④ 조직 검사 결과 악성 **종양**으로 판명되다.

60. 약동학

중 药动学
영 Pharmacokinetic

투여된 약물이 전신순환으로 흡수되고 분포과정을 거쳐 작용 부위에 도달하여 신장과 간 등에서 약물이 소실되고 배설되는 과정이다.

投入的药物吸收进入全身循环,经分布过程到达作用部位,最后药物从肾脏,肝脏等部位消失排出。

① 지구는 태양의 주위를 일 년에 한 번씩 **순환**한다.
② 이온음료는 물보다 체내에 빠르게 **흡수**된다고 한다.
③ 그는 아이의 상처 **부위**에 소독약을 발라 주었다.
④ 신장은 신진대사로 인한 노폐물을 **배설**한다.

词汇 어휘

순환【名】循环
흡수되다【动】吸收
부위【名】部位
배설되다【动】排泄

61. 약력학

㊥ 药力学
㊐ Pharmacodynamics

작용부위에 도달한 약물이 약물 수용체 상호작용을 통해 약효를 나타내는 과정이다.

到达作用部位的药物通过药物受体相互作用表现出药效的过程。

① 나는 신체적으로 더 이상 뛸 수 없는 한계점에 **도달**하였다.
② 입자들이 암세포 표면에 있는 세포사멸 **수용체**에 달라붙는다.
③ **약효**를 확인하기 위해 동물실험을 실시하다.

도달하다【动】到位
수용체【名】受体
약효【名】药效

62. 약물 대사 효소

㊥ 药物代谢酶
㊐ Drug Metabolic Enzyme

약물이 생체 내에서 생화학적 반응을 받아 대사되는 과정에 작용하는 효소로 산화, 환원, 가수분해, 포합반응을 촉진한다.

是药物在体内接受生化反应并作用于代谢过程的酶,能促进药物的氧化,还原,水解及结合反应。

산화【名】氧化
환원【名】还原
분해【名】分解

词汇어휘

① 금속에 산소가 닿으면 **산화** 반응이 일어난다.
② 파괴된 자연을 현상으로 **환원**시키기는 매우 어렵다.
③ 이 약은 알코올의 **분해**를 촉진한다.

63. 약물상호작용

중 药物相互作用
영 Drug-Drug Interaction(DDI)

병용 투여한 약물 간, 약물과 음식 간, 약물의 약동학적 프로파일 또는 약물과 효능/부작용에 영향을 줄 수 있는 생활습관(예, 흡연, 음주 등) 간에 발생하는 현상 일체를 아우르는 의미이다.

指联合用药在药物之间、药物与食物之间、药动力学特征或可能影响药物疗效/不良反应的生活习惯（如吸烟、饮酒等）之间发生的一切现象。

아우르다【动】结合
부작용【名】副作用
현상【名】现象

① 여럿이 돈을 **아울러서** 선물을 준비했다.
② 그는 먹은 약의 **부작용**으로 소화 장애를 겪었다.
③ 지구 온난화로 인해 기후에 이상 **현상**이 일어나고 있다.

64. 약물설계

중 药物设计
영 Drug Design

생물학적 목표물에 대한 지식을 기반으로 새로운 의약품을 찾아내는 창조적 과정이다.

这是以生物目标相关知识为基础,寻找新药品的创造性过程。

창조적【名】创造的
찾다【动】找

① 예술은 개인의 **창조적** 활동의 산물이다.
② 추격을 따돌릴 수 있는 안전한 장소를 **찾다**.

65. 약물수용체

중 药物受体
영 Drug Transporter

약물이 선택적으로 결합하는 세포 부분이다. 어떤 종류의 약물은 생체막상(生體膜上)의 특정 부위에만 결합하여 약리 반응을 일으킨다.

药物选择性结合的细胞部分。某些种类的药物仅与生物膜上的特定部位结合,从而产生药理反应。

① **선택적**으로 선진적인 경험을 배우다.
② 고객의 **특정** 정보를 유출하는 것은 법으로 금지되어 있다.

词汇어휘
선택적【名】选择的
특정【名】特定

66. 약물 유전체학

중 药物基因组学
영 Pharmacogenomics

약물 반응의 차이를 유발하는 유전적 변이를 연구하는 학문이다.

是研究诱发药物反应差异的遗传学变异的学科。

① 이 병은 **유전적**으로 발생할 확률이 높다.
② 환경오염으로 **변이** 생물들이 증가하고 있다.
③ 술과 담배는 각종 질환을 **유발한다**.

유전적【名】遗传的
변이【名】变异
유발하다【动】诱发

67. 역가

중 效价
영 Potency

항체, 독소 등의 생물학적 활성 또는 효력을 정량적으로 측정하여 나타내는 값이다. 즉, 항균력을 역가라고 한다.

词汇어휘

定量测定抗体,毒素等生物活性或效力的数值。即,抗菌力称为效价。

독소【名】毒素
정량적【名】定量的
항균력【名】抗菌力

① 사람의 몸에는 자신도 모르게 쌓인 **독소**가 많다.
② **정량적**인 정보는 수적인 정보를 말한다.
③ **항균력**이 강한 제품에서 조차 상당한 수의 세균이 검출되었다.

68. 염

중 盐
영 Salt

산과 염기가 반응을 일으킬 때 물과 함께 생성되는 물질로서 산의 음이온과 염기의 양이온으로 만들어지는 화합물이다. 의약품의 고체화를 위해 사용된다.

酸和碱发生反应时与水一起生成的物质,由酸的阴离子和碱的阳离子制成的化合物。用于药品的固体化。

반응하다【动】反应
음이온【名】阴离子
고체화【名】固化

① 산과 염기가 **반응**해 서로의 성질을 잃는 것이 중화이다.
② **음이온**은 인체에 유익하다.
③ 고온 가열을 통해 도자기를 경화 및 **고체화**하다.

69. 용량 의존성

중 剂量依赖性
영 Dose-dependency

신약의 용량에 따른 체내 동태 포화여부를 관찰하는 것이다.

观察根据新药在不同剂量下的体内动力学是否饱和。

용량【名】容量
포화【名】饱和

① 약을 복용할 때는 반드시 지시된 **용량**을 지키세요.
② 그 창고는 수용 능력이 **포화** 상태에 이르렀다.

70. 위약 효과

중 安慰剂效应
영 Placebo Effect

아무 의미 있는 치료를 하지 않고 위약(Placebo)만을 제공하였을 때 증상이 호전되었다고 느끼거나 실제로 호전되는 현상이다. 이는 환자(연구대상자)가 본인이 치료를 받았다고 생각할 때 나타난다.

不进行任何有意义的治疗,只提供安慰剂(Placebo)时,感觉症状好转或实际好转的现象。这是当患者(研究对象)认为自己接受了治疗时出现的效应。

① 겸직은 약간의 경제적 지원을 추가로 **제공**할 수 있다.
② 경기침체가 해를 넘기면서 **호전**되었다.

제공하다【动】提供
호전되다【动】好转

71. 유기합성

중 有机合成
영 Organic Synthesis

유기 화합물을 화학적으로 합성하는 일이다.

通过化学方法合成有机化合物的过程。

① **합성**세제를 사용하면 환경오염을 막을 수 있다.

합성하다【动】合成

72. 유전독성

중 遗传毒性
영 Genotoxicity

어떤 종류의 방사선이나 화학 물질이 생물의 유전자에 장애를

词汇 어휘

주는 성질을 의미한다.

指某些放射线或化学物质对生物遗传物质(DNA)造成损伤的性质。

방사선【名】射线
장애【名】障碍

① 어떤 원소들은 자체적으로 **방사선**을 방출할 수 있다.
② 통화량이 갑자기 늘어나서 통신 **장애**가 일어났다.

73. 유전자 표적

중 基因靶向
영 Gene targeting

개체안의 특정 유전자를 상동 재조합(homologous recombination)의 방법으로 파괴하거나 주입하는 유전학적 기술이다.

这是通过同源重组(homologous recombination)的方法破坏或注入个体内特定基因的遗传学技术。

개체【名】个体
파괴하다【动】破坏

① 인간은 자신을 독립된 **개체**로서 인식할 수 있는 존재이다.
② 인공 댐 건설은 생태계를 **파괴**하는 것이다.

74. 유전자 재조합

중 基因重组
영 Recombinant DNA

임의의 생물의 DNA 조각을 다른 DNA 분자에 결합시키는 과정을 말한다.

将任意生物的DNA片段与另一个DNA分子结合的过程。

임의【名】任意
조각【名】碎块

① 그 중요한 일을 **임의**로 처리할 수는 없다.
② 떨어진 유리 **조각**에 찔리지 않도록 조심하세요.

75. 유전자 치료

중 基因治疗
영 Gene therapy

외부에서 유전자를 주입하여 이상이 생긴 유전자를 치료하는 방법을 말한다.

这是一种注入外部的基因,治疗异常基因的方法。

① 대중매체가 획일화된 가치관을 **주입하다**.
② 그는 몸에 **이상**을 느끼고 병원을 찾았다.

76. 유효성 평가

중 有效性评价
영 Assessing efficacy

의약품이 치료에 얼마나 효과가 있는지를 평가한다.

评估药物在治疗中发挥疗效的程度。

① **얼마나** 추운지 강이 꽁꽁 얼었다.
② 평론가들은 이 작품을 최고로 **평가**한다.

77. 의약품

중 医药品
영 Drug

대한약전에 실린 물품 중 의약외품이 아닌 것, 사람이나 동물의 질병을 진단·치료·경감·처치 또는 예방할 목적으로 사용하는 물품 중 기구·기계 또는 장치가 아닌 것, 사람이나 동물의 구조와 기능에 약리학적 영향을 줄 목적으로 사용하는 물품 중 기구·기계 또는 장

词汇 어휘

주입하다【动】注入
이상【名】异常

얼마나【副】多么
평가하다【动】评价

词汇 어휘

치가 아닌 것 중 어느 하나에 해당하는 물품이다.

《大韩药典》中记载的物品中非医药外品,以诊断,治疗,减轻,处置或预防人或动物疾病为目的使用的物品中非器具,机械或装置,以药理学影响人或动物结构和功能的物品中非器具,机械或装置之一。

질병【名】疾病
처치【名】处理
해당하다【动】符合

① 위생이 좋지 않은 환경에서는 사람들이 **질병**에 걸리기 쉽다.
② 응급**처치**를 통하여 그의 의식은 점차 회복되었다.
③ 지압서비스가 의료행위에 **해당**하는지 알고 싶다.

78. 의약품 동등성시험

중 药品等效性试验
영 Drug equivalence test

그 주성분·함량 및 제형이 동일한 두 제제에 대한 의약품 동등성을 입증하기 위해 실시하는 생물학적 동등성시험, 비교 용출 시험, 비교 붕해 등 기타시험의 생체내·외 시험이다.

为证明其主要成分,含量及剂型相同的两种制剂的药物等效性而实施的生物等效性试验,比较洗脱试验,比较崩解等其他试验的体内外试验。

제형【名】梯形
제재【名】製材
동등성【名】平等性

① 사료의 종류와 **제형**은 동물마다 다르다.
② 목공소에서 원목을 다듬어 **제재**를 만들다.
③ 현대 여성일수록 남성과의 인격적 **동등성**을 주장한다.

79. 이온채널

중 离子通道
영 Ion channel

생체막을 관통하는 구멍을 형성하여 생체막 내외의 이온을 통과

시키는 단백질분자이다.

是形成穿透生物膜的孔,使生物膜内外离子通过的蛋白质分子。

① 이 지하철 노선은 서울의 동서를 **관통**한다.
② 청소년기는 인격을 **형성**하는 데에 매우 중요한 시기다.

词汇어휘

관통하다【动】贯通
형성하다【动】形成

80. 조직

중 组织
영 Tissue

생물체를 구성하는 단위의 하나로서, 같은 형태나 기능을 가진 세포의 모임을 말한다.

作为构成生物体的单位之一，指具有相同形态或功能的细胞群。

① 이번 행사의 조는 열 명 **단위**로 구성했다.
② 우리 동호회는 두 달에 한 번씩 **모임**을 갖는다.

단위【名】单位
모임【名】集会

81. 인슐린

중 胰岛素
영 Insulin

이자의 랑게르한스섬의 β세포에서 분비되는 호르몬으로 혈액 속 포도당의 양을 일정하게 유지한다.

由胰腺朗格汉斯岛β细胞分泌的激素,使血液中葡萄糖的量保持恒定。

① 소화를 위해 위액이 **분비되다**.
② **호르몬**을 투여하는 것도 치료 방법의 하나이다.
③ 전분은 **포도당**으로 분해될 수 있다.

분비되다【动】分泌
호르몬【名】荷尔蒙
포도당【名】葡萄糖

词汇 어휘

82. 인지질화

중 磷脂化
영 Phospholipidosis

인체 조직에서 인지질의 과도한 축적으로 인해 발생한 리소솜의 저장 이상이다.

脂在人体组织中的过量积累引起的溶酶体的储存异常。

발생하다【动】发生
과도하다【形】过度
저장【名】储存

① 계약서를 사인하면 즉시 효력이 **발생**한다.
② 자동차 수리 비용이 **과도**하게 나왔다.
③ 음식물은 **저장**을 잘해야 상하지 않는다.

83. 적응증

중 适应症
영 Indication

어떤 약제나 수술 따위에 의하여 치료 효과가 기대되는 병이나 증상을 말한다.

是指通过某种药剂或手术之类,产生预期治疗效果的疾病或症状。

약제【名】药剂
따위【名】一类

① 그 약사는 **약제**의 조제에 대해 매우 신중한 태도를 갖고 있다.
② 인문 과학에는 철학, 사학, 문학 **따위**가 있다.

84. 전구약물

중 前药
영 Prodrug

투여 후에 생체내에서 목적으로 하는 화합물로 변화되는 것이다.

注射后,在生物体内会变成目的化合物。

투여【名】用(药)
변화하다【动】变化

① 약물 **투여**로 질병을 치료하다.

② 나는 조금의 **변화**를 통해 건강을 회복하고 싶다.

85. 정맥투여

중 静脉给药

영 Intravenous Administraion

약물을 주사침을 사용하여 정맥내로 투여하는 방법이다. 신속히 다량의 약물을 투여할 수 있다.

使用注射针静脉注射药物的方法。能迅速给予大量药物。

① 연구소에서 새로운 **약물**을 개발하다.

② **정맥**에 포도당 주사를 놓다.

③ 일을 **신속히** 처리하다.

86. 지용성

중 脂溶性

영 Lipophilicity

어떤 물질이 기름에 녹는 성질을 의미한다.

用于医疗用途,以天然燃料药品为原料,经天然用途制成的天然产物产品。

① 산에 쌓여 있던 눈이 **녹다**.

② 기름은 물과 섞이지 않는 **성질**이 있다.

87. 천연물 의약품

중 天然药物

영 Natural Medicine

词汇어휘

약물【名】药物
정맥【名】静脉
신속히【副】迅速地

녹다【动】溶化
성질【名】性质

词汇어휘

의약적 용도로 만들어진 천연물 제품으로 천연 연료의 약품으로부터 제조된 의약제품을 말한다.

用于医疗用途,以天然燃料药品为原料,经天然用途制成的天然产物产品。

용도【名】用途
천연【名】天然

① **용도**에 맞는 연장을 사용해야 한다.
② 언니는 **천연** 재료로 직접 화장품을 만들어 사용한다.

88. 치환기

중 取代基
영 Side Chain

유기화합물 중의 수소원자와 치환된 원자 또는 원자단이다.

有机化合物中取代氢原子的原子或原子团。

유기【名】有机
치환【名】替代

① 휘발성 **유기** 화합물은 대기 오염의 중요한 원천이다.
② 이 화학반응에서 철 이온은 **치환**되어 나왔다.

89. 특이 체질 반응

중 特异体质反应
영 Idiosyncratic reactions

보통 사람들에게는 이상이 없는 물질에 접촉할 때 크게 반응하여 심한 중독증상을 일으킨다.

一般人在接触没有异常的物质时,会做出很大的反应,引起严重的中毒症状。

접촉하다【动】接触
심하다【形】严重

① 이 금속은 물과 **접촉**하면 연기가 나고 불이 붙는다.
② 환절기에는 낮과 밤의 기온 차가 **심하다**.

90. 표적 치료제

중 靶向治疗剂
영 Target Theraphy

투여 후 정상세포까지 공격하는 기존의 항암제와 달리 발암 과정의 특정 표적인자만 선택적으로 공격하는 치료제이다.

与给药后攻击正常细胞的现有抗癌剂不同,这是只选择性地攻击致癌过程中的特定目标者治疗剂。

① 그는 몸을 돌려 상대의 **공격**을 피했다.
② **기존** 제품과 차별화를 시도하다.

词汇어휘

공격하다【动】攻击
기존【名】既存

91. 피부 내 투여

중 皮肤内注射
영 Intracutaneous Administration

백신, 혈청, 약액 따위를 진피 안에 투여하는 방법이다.

这是将疫苗,血清,药液等注射到真皮里的方法。

① 그 **백신**은 면역성이 좋아 한 번 접종으로 끝난다.
② **혈청** 검사를 통해 잠복결핵의 존재를 발견할 수 있다.
③ **약액**은 수액관을 따라 한 방울씩 떨어진다.

백신【名】疫苗
혈청【名】血清
약액【名】药液

92. 피하 투여

중 皮下注射
영 Subcutaneous Administration

약액 또는 백신 종류를 피하 조직 내에 투여하는 방법이다.

是在皮下组织内注射药液或疫苗类的方法。

피하【名】皮下

词汇어휘

① 그 환자는 **피하** 지방이 내장 지방에 비해 상대적으로 많다.

93. 합성 의약품

중 合成药品
영 Synthetic Drug

유기합성 기술을 기반으로 한 의약품이다.

是以有机合成技术为基础而制作的医药品。

합성【名】合成
기반【名】基础

① **합성** 섬유는 천연 섬유보다 질기다.
② 무엇이든지 **기반**이 튼튼하지 못하면 오래가지 못한다.

94. 항체

중 抗体
영 Antibody

항원에 대항하기 위해 혈액에서 생성된 당단백질이다.

为了对抗抗原而在血液中生成的糖蛋白。

대항하다【动】对抗
생성되다【动】生成

① 나는 그에 **대항**할 방법이 있다.
② 핵분열로 **생성**된 에너지를 이용하여 동력으로 제공하다.

95. 해독

중 解毒
영 Detoxification

생체 내에서 세포에서 유독한 물질을 무독한 물질로 바꾸는 일을 말한다.

유독하다【形】有毒
바꾸다【动】变更

是指在生物体内,将细胞中有毒物质转换成无毒物质的工作。

① 그 물질은 사람에게 매우 **유독하다**.
② 건전지를 새것으로 **바꾸다**.

96. 혁신 신약

중 创新药
영 Innovative drug

새로운 drug target을 발굴하고 그 target에 작용하는 새로운 물질을 발견하거나 합성하는 연구가 진행된다. 이런 연구를 바탕으로 임상시험과 승인을 거친 의약품이다.

发掘新的靶向目标,发现或合成作用于靶向目标的新物质而进行的研究。以这种研究为基础,经过临床试验和批准的医药品。

① 오랜만에 고향에 오니 감회가 **새롭다**.
② 이번 사건이 그에게 불리하게 **작용**할 것이다.
③ 부모님의 **승인** 없이는 여행을 갈 수 없다.

97. 혈액 제제

중 血液制剂
영 blood-derived product

혈액의 주성분 중 적혈구, 백혈구, 혈소판, 혈장 등을 분리한 것을 말한다.

从血液的主要成分中分离出的红细胞,白细胞,血小板,血浆等。

① **적혈구**가 부족하면 빈혈에 걸릴 수 있다.
② 급히 필요한 **혈장**을 제공하다.
③ 관람석을 일반석과 특별석으로 **분리하다**.

词汇어휘

새롭다【形】犹新
작용하다【动】作用
승인【名】认可

적혈구【名】红细胞
혈장【名】血浆
분리하다【动】分离

词汇 어휘

98. 혈장

중 血浆
영 Plasma

혈액 속의 유형성분인 적혈구, 백혈구, 혈소판 등을 제외한 액체 성분으로 담황색을 띠는 중성의 액체이다.

血液中除去红细胞,白细胞,血小板等有形成分后所剩下的淡黄色中性液体成分。

혈소판【名】血小板
중성【名】中性

① 혈구는 적혈구와 백혈구, **혈소판**의 세 부류로 구분된다.
② 이 물질은 산성도 알칼리성도 아닌 **중성**이다.

99. 혈장 단백질

중 血浆蛋白
영 Plasma Protein

혈액 속에 존재하는 단백질이다.

存在于血液中的蛋白质。

존재하다【动】存在

① 공기는 지구상의 어디에나 **존재**한다.

100. 혈장 단백질 결합

중 血浆蛋白结合
영 Plasma Protein Binding

일반적으로 약물이 순환계로 흡수되어 혈류를 타고 조직으로 이동하면서 혈장단백질과 결합하는 것이다.

一般来说,药物被吸收到循环系统,随着血流移动到组织,与血浆蛋白质结合。

순환【名】循环
혈류【名】血流

① 그는 자주 **순환** 버스를 탄다.
② 신체 표면의 혈관은 혈관벽의 이완으로 **혈류**를 조절한다.

101. 혈전 용해제

중 血栓溶解剂
영 Thrombolytic agent

혈전을 용해하는 약제의 총칭이다. 급성 폐경색, 급성 심근경색 등의 치료에 사용되고 있다.

能溶解血栓的药物总称,用于治疗急性肺栓塞,急性心肌梗塞等。

① 물과 알코올은 상호 **용해**가 된다.
② 이 병은 **급성**이라서 빨리 치료해야 한다.

102. 형광 탐침

중 荧光探针
영 Fluorescent probe

형광의 특성을 이용하여 생체물질이나 그것을 둘러싸고 있는 환경의 성질을 조사하기 위해 사용하는 물질을 말한다.

是指利用荧光的特性,调查生物材料或其周围环境性质的物质。

① 새로 사들인 토지를 담장으로 **둘러싸다**.
② 환경오염 실태에 대하여 **조사하다**.

103. 형질 전환

중 性质转化
영 Transformation

词汇어휘

용해【名】溶解
급성【名】急性

둘러싸다【动】包围
조사하다【动】调查

词汇 어휘

외부에서 주어진 DNA에 의해 생명체의 개체나 세포의 형질이 유전적으로 변하는 현상이다.

由外源DNA引起的生物个体或细胞遗传性状的改变现象。

개체【名】个体
형질【名】形质

① 인간은 자신을 독립된 **개체**로서 인식할 수 있는 존재이다.
② 유전 공학을 통해 특정 특성을 지닌 **형질**전환 식물을 만들 수 있다.

104. 호르몬

중 激素
영 Hormone

우리 몸의 한 부분에서 분비되어 혈액을 타고 표적 기관으로 이동하는 일종의 화학물질이다.

在我们身体的一个部位分泌,经血液运输到靶器官起作用的化学物质

분비되다【动】分泌
기관【名】器官

① 우리의 몸은 땀을 **분비**해서 체온을 조절한다.
② 그의 병은 체내 **기관**에 쌓인 노폐물이 원인이 되었다고 한다.

105. 화학적 안정성

중 化学稳定性
영 Chemical Stability

원료 의약품 또는 완제 의약품에 있어서 사용기간 동안 그 화학적 특성(identity), 함량(Strength), 품질 및 순도가 유지되는 것이다.

在原料药或成品药在使用期间保持其化学特性,含量,质量和纯度。

함량【名】含量
순도【名】纯度

① 커피에는 카페인 **함량**이 많다.
② 이 금목걸이의 **순도**가 아주 높다.

106. 화합물 은행

중 化合物数据库
영 Library

화학적 합성으로 제작된 화합물로 구성된 분자 은행이다. 신약 개발을 위한 약효 검색에 사용된다.

由化学合成的制造的化合物组成的分子数据库,用于新药开发的药效筛选。

① 이 소설은 인기가 많아 영화로도 **제작**되었다.
② 도서관 홈페이지에서는 도서 **검색** 서비스를 제공했다.

107. 효능

중 效果
영 Efficacy

의약품 등이 그 적응증에 대해서 효능 및 효과를 갖는 것 또는 그 정도를 말한다.

指药物对其适应症所具有的疗效或其程度。

① 그 사람은 새로운 환경에 **적응**을 잘한다.

108. 효소

중 酶
영 Enzyme

각종 화학반응에서 자신은 변화하지 않으나 반응속도를 빠르게 하는 단백질이다.

在各种化学反应中自身不发生变化但能加快反应速度的蛋白质。

词汇 어휘

제작되다【动】制造
검색【名】检索

적응【名】适应

효소【名】酶
반응【名】反应

① **효소**는 화학 반응의 효율을 높이는 데 사용할 수 있다.
② 금속에 산소가 닿으면 산화 **반응**이 일어난다.

109. 효모

중 酵母
영 Yeast

곰팡이나 버섯 무리이지만 균사가 없고, 광합성능이나 운동성도 가지지 않는 단세포 생물의 총칭한다.

属于霉菌或蘑菇群,但无菌丝,也不具有光合作用或运动性的单细胞生物的总称。

곰팡이【名】霉菌
균사【名】菌丝

① 장마가 길어져서 벽에 **곰팡이**가 피었다.
② 다세포로 조성된 **균사**이다.

110. 흡입제

중 吸入剂
영 Inhalant

호흡기로 흡입하여 약효를 발현시키는 의약품 제형이다.

吸入呼吸道,发挥药效的药品剂型。

호흡기【名】呼吸器官
발현【名】显现

① 환절기에는 **호흡기** 질환에 주의해야 한다.
② 생물과 무생물은 동일한 우주의 힘을 **발현**한다.

2단계

词汇 어휘

1. 간접 비교

중 间接比较
영 Indirect Comparison

직접 비교 임상 실험에서 얻어진 근거가 부족하거나 불충분하여 직접 비교할 수 없을 때 분리된 연구에서의 자료를 기반으로 서로 다른 보건의료 중재들을 비교하는 방법이다.

当得到的直接比较临床试验的证据不足或因为不充足不能直接比较时,基于分离研究的数据对不同保健医疗仲裁进行比较的方法。

① 당신의 주장은 무엇을 **근거**로 한 것입니까?
② 농가에서는 일손이 **부족**하여 애를 먹고 있다.
③ 두 회사는 장시간의 **중재**를 거쳐 마침내 화해했다.

근거【名】根据
부족하다【形】不足
중재【名】调解

2. 개방 연구

중 开放研究
영 Open Study

피험자가 어떤 종류의 시험약을 투여하는지 피험자와 연구자가 모두 아는 임상시험을 말한다.

指受试者注射何种试验药物，受试者和研究者均知晓的临床试验。

① 임상시험은 **피험자** 보호를 위하여 그 구조적 결함을 보완해야 한다.

피험자
【名】试验对象

词汇어휘

3. 교차내성

중 交叉耐药性
영 Cross Tolerance

어느 한 약물에 의하여 내성이 생긴 환자가 투약 경험이 전혀 없는 구조가 유사한 약물을 투약하였을 때 내성을 나타내는 것을 말한다.

是指因某一种药物产生耐药性的患者在服用完全没有用药经验的结构类似的药物时表现出耐药性。

내성【名】抗性
유사하다【形】相似

① 파리도 **내성**이 생겨 웬만한 약으로는 죽지 않는다.
② 벌들의 춤은 인간의 언어와 **유사**한 점이 많다.

4. 동등성 평가시험

중 等效性评价试验
영 Equivalence Trial

두 가지 혹은 그 이상의 치료 반응이 임상적으로 중요하지 않은 양만큼 차이가 남을 입증하는 것을 주목적으로 하는 임상시험이다. 보통 이것은 진정한 치료 차이가 임상적으로 받아들일 수 있는 차이의 상한과 하한의 범위 내에 있다는 것을 보임으로써 입증할 수 있다.

旨在证明两种或两种以上的治疗反应之间的差异在临床上无重要意义的临床试验。通常,这可以通过表明真正的治疗差异在临床可接受的量的上,下限范围内来证明。

임상【名】临床
입증【名】举证
범위【名】范围

① 신약이 탁월한 **임상** 효과를 나타내다.
② 의료 사고의 **입증** 책임은 의료 기관에 있다.
③ 이 제품은 활용 **범위**가 아주 넓다.

5. 맹검 검증

중 盲审
영 Blind Review

계획된 분석을 종료할 목적으로 임상 시험의 종료 시점과 맹검 해제 사이 기간 동안에 연구자료를 검토, 평가하는 것이다.

以结束计划分析为目的,在临床试验结束时间和解除盲审之间,对研究资料进行审查和评价。

① 회사는 그의 직위 **해제**를 통보했다.
② 그 계획은 이미 충분한 **검토**를 마쳤다.

词汇 어휘

해제【名】解除
검토【名】探讨

6. 메타분석

중 Meta分析
영 Meta analysis

메타분석은 특정 주제와 관련한 문헌검토 과정에서 나온 독립적인 여러 연구의 결과들을 하나의 양적인 측정치로 결합하는 통계적 기법을 말한다. 메타분석이 반드시 체계적인 문헌고찰을 통해서 이루어져야 하는 것은 아니지만, 체계적인 문헌고찰을 하지 않는 메타분석은 편향될 가능성이 높다.

Meta分析是指将与特定主题相关的文献讨论过程中出现的独立多项研究结果结合为一个量度测定值的统计方法。虽然Meta分析不一定要通过系统性的文献综述进行,但不进行系统性的文献综述的Meta分析很可能存在偏差。

① 교육 개혁안과 **관련**한 논쟁이 치열하다.
② 그는 수집한 데이터를 가지고 **통계**를 냈다.
③ 그의 주장은 **편향**되었다.

관련하다【动】相关
통계【名】统计
편향되다【动】偏向

词汇 어휘

7. 모니터링

중 监测
영 Monitoring

임상시험 진행과정을 감독하고 해당 임상시험이 임상시험계획서, 표준작업지침서, 임상시험 관리 기준 및 관련 규정에 따라 실시되고 기록되는지를 검토, 확인하는 활동이다.

对临床试验进程进行监督,审核确认临床试验是否按照临床试验方案,标准工作指南,临床试验管理规范和相关规定实施并备案的活动。

해당【名】相应
지침【名】方针

① 너는 자격 요건에 **해당**이 안 된다.
② 상부에서 업무에 대한 **지침**이 내려왔다.

8. 모집단

중 总体
영 Population

임상실험 또는 조사 연구 시 해당 중재의 대상이 되는 인구집단 전체를 말한다.

指在临床试验或调查研究中作为干预对象的整个群体。

집단【名】团体
전체【名】全体

① 개미나 벌들은 **집단**을 이루고 산다.
② 가뭄으로 마을 **전체**가 황폐해졌다.

9. 민감도

중 灵敏度
영 Sensitivity

(임상연구) 특정한 진단법에 의하여 진짜 환자를 양성으로 판정해 낼 수 있는 능력을 나타내는 지표이다.

(临床研究)这是根据特定诊断法,判定真正患者为阳性的能力的指标。

① 그는 결핵 검사에서 양성 **반응**을 보였다.
② 교통사고 상해 등급을 **판정하다**.

词汇어휘

양성【名】阳性
판정하다【动】判定

10. 부작용

중 副作用
영 Side Effect

의약품 등을 정상적인 용량에 따라 투여할 경우 발생하는 모든 의도되지 않은 효과를 말하며, 유해 사례(Adverse experience, AE), 실마리정보(signal), 약물유해반응(adverse drug reaction, ADR) 등을 포함한다.

指药品等按正常剂量给药时发生的一切非预期效果,包括不良事件,线索信息,药物危害反应等。

① 약을 복용할 때는 반드시 지시된 **용량**을 지키십시오.
② 처음에 **의도**한 것과 달리 일이 늦추어졌다.
③ 음식이 합리적이지 않으면 아동의 성장에 극히 **유해**하다.

용량【名】容量
의도하다【动】意图
유해【名】有害

11. 비교 임상시험

중 比较临床试验
영 Comparative study

약효 평가를 위한 임상시험의 방법으로서 임상시험용 의약품(시험약품)과 대조약품을 비교하여 성적을 판정하는 시험이다.

作为药效评价的临床试验方法,是将临床试验用药物(试验药物)与参比制剂进行比较, 以判定疗效的试验。

① **약효**를 확인하기 위해 동물실험을 실시하다.
② 경찰은 지문 **대조**를 통해 사건의 범인을 가려냈다.

약효【名】药效
대조【名】对照

词汇어휘

12. 비교 전후 연구

중 比较前后研究
영 Controlled Before and After Study

비 무작위 연구로 두 개 이상 그룹(실험군 및 대조군) 의 그룹 별 중재 전후를 비교한 연구이다. 연구는 실험적 연구일 수도 있고 관찰 연구일 수도 있다.

非随机研究比较两组及两组以上(实验组和对照组)干预前后的研究, 研究既可以是实验研究,也可以是观察性研究。

무작위【名】随机
관찰【名】观察

① **관찰** 결과를 빠짐없이 기록하다.
② 경찰은 지문 **대조**를 통해 사건의 범인을 가려냈다.

13. 비 임상연구

중 非临床研究
영 Nonclinical Study

사람을 대상으로 하지 않는 생의학 연구를 말한다.

指不以人为研究对象的生物医学研究。

생의학【名】生物医学

① **생의학**은 인간의 생명 과정, 질병, 건강을 연구하는 학문이다.

14. 상승 작용

중 协同作用
영 Synergistic Effect

두 종류의 약물을 함께 투여하였을 때 약효가 대수의 합보다 강하게 나타난다.

当两种药物同时使用时,其药效强于两者单独作用的总和。

합【名】总共
강하다【形】强

① 삼각형의 내각의 **합**은 180도이다.
② 그는 직업에 대한 자부심이 **강하다**.

词汇 어휘

15. 상호작용(정성적&정량적)

중 相互作用(定性与定量)
영 Interaction (Qualitative & Quantitative)

상호작용은 치료 효과의 차이가 연구대상이 되는 약물이 아닌 다른 요인에 의해 영향을 받는 상황을 말한다. 예를 들어 치료군과 대조군간 치료효과의 차이가 각 센터에 따라 변화되는 상황을 말한다. 정량적 상호작용은 치료 효과 차이의 크기가 요인의 수준에 따라 다르게 나타나는 상황을 말하며, 정성적 상호작용은 요인의 적어도 한 수준에서 치료효과 차이의 방향이 다르게 나타나는 것을 말한다.

相互作用是指治疗效果的差异受研究对象药物以外的其他因素影响的情况。例如治疗组和对照组间治疗效果的差异随各中心而变化的情况。定量交互作用是指疗效差异的大小因因素水平不同而出现的情况,定性交互作用是指至少一个因素水平上疗效差异的方向不同。

① 한 가족도 각자 처해 있는 **상황**이 다를 수 있다.
② 그의 태도가 낙천적으로 **변화되다**.
③ 이번 분기의 판매 실적 부진은 계절적 **요인**이 컸다.

상황【名】状况
변화되다【动】变化
요인【名】要因

16. 생체 이용률

중 生物利用率
영 Bioavailability

주성분 또는 그 활성 대사체가 제제로부터 전신 순환혈로 흡수되는 속도와 양의 비율을 말한다.

指主成分或其活性代谢产物从制剂中被吸收入全身循环的速度和量的比例。

활성【名】活性
전신【名】全身

词汇어휘

① 촉매 반응의 속도는 촉매제의 농도와 **활성**에 따라 달라진다.
② 오랜만에 심한 운동을 했더니 **전신**이 아프다.

17. 시험 책임자

중 试验负责人
영 Principal Investigator

임상시험기관에서 임상시험의 수행에 대한 책임을 가지고 있는 사람이다.

在临床试验机构中负责试验实施的人员。

수행【名】遂行
가지다【名】带

① 전 사원은 직무 **수행** 능력을 향상시켜야 한다.
② 마음의 여유를 **가지다**.

18. 안전성과 내약성

중 安全性与耐受性
영 Safety & Tolerability

안전성은 일반적으로 임상검사, 활력징후(vitalsigns), 임상적인 이상반응 (질병, 증상 및 증후) 그리고 다른 특수 안전성 검사에 의해 임상시험에서 평가되는 연구대상자의 의학적 위험도와 관련이 있다. 내약성은 임상적으로 명백한 이상반응을 연구대상자가 참아낼 수 있는 정도를 나타낸다.

安全性通常与研究对象通过临床检查、生命体征(vitalsigns),临床不良反应(疾病,症状和体征)以及其他特殊安全性检查在临床试验中评估的医疗风险有关。耐受性是指研究对象对临床上明显的不良反应所能忍受的程度。

활력【名】活力
징후【名】征候
명백하다【形】清楚

① 그 분은 고령이지만 아직도 **활력**이 넘친다.
② 잦은 기침과 비교적 높은 열은 감기의 **징후**라고 할 수 있다.

③ 경찰은 **명백**한 증거를 찾았다.

19. 유용성(효용)

중 有用性(疗效)
영 Efficasy

복용 계획처럼 약을 순수하고 완벽하게 복용했을 때 나타나는 반응이다.

指按计划正确、完全服药后所产生的反应。

① 이 약은 캡슐로 되어 있어 **복용**이 간편하다.
② 이 반지는 **순수**하게 금으로만 만들었다.

복용【名】服用
순수하다【形】纯粹

20. 유전적 다형성

중 遗传多态性
영 Polymorphism

동일한 생물 집단에 포함되는 정상적인 개체 간에 불연속적인 유전적 변이가 존재하는 현상이다.

这是同一生物群体中包含的正常个体之间存在不连续遗传变异的现象。

① 환경오염으로 **변이** 생물들이 증가하고 있다.
② 고고학자는 유적지의 **현상**을 꼼꼼히 살펴보았다.

변이【名】变异
현상【名】现象

21. 이분산성 / 이질성

중 离散性/异质性
영 Heterogeneity

词汇어휘

통합되는 개별 연구들의 결과에서의 변동이 표본추출 오차 이상으로 관찰되어 우연으로 설명할 수 없는 것을 말한다.

指观察到合并的个别研究结果中的变动超出抽样误差,无法用偶然来解释。

오차【名】误差
우연【名】偶然

① 연구자들은 실험 결과에 **오차**가 있음을 발견했다.
② 그가 찾아온 것은 계획된 것이 아니라 **우연**이었다.

22. 임상시험 심사위원회

중 临床试验审查委员会
영 Institutional Review Board

임상시험계획서 또는 임상시험 변경계획서를 검토하고, 대상자의 서면동의를 얻기 위해 사용하는 방법이나 제공되는 정보를 검토하고 지속적으로 이를 확인함으로써 임상시험에 참여하는 대상자의 권리, 안전, 복지를 보호하기 위하여 임상시험 기관내에 독립적으로 설치한 상설위원회를 말한다.

是指在临床试验机构内独立设立的常设委员会,通过审核临床试验方案或临床试验变更方案,对用于获得受试者书面同意的方法或提供的信息进行审核并持续确认,以保护受试者参与临床试验的权利、安全和福利。

동의【名】同意
지속적【名】持续的
설치하다【动】设置

① 저는 당신의 주장에 **동의**를 표합니다.
② 성공의 열쇠는 집중력, 끈기, **지속적**인 학습이라고 생각한다.
③ 거실에 에어컨을 **설치**하려고 가구 배치를 바꾸었다.

23. 점검

중 检查
영 Audit

해당 임상시험에서 수집된 자료의 신뢰성을 확보하기 위하여 해당 임상시험이 계획서, 의뢰자의 표준작업지침서, 임상시험관리기준, 관련 규정 등에 따라 수행되고 있는지를 의뢰자 등이 체계적이고 독립적으로 실시하는 조사이다.

为确保所收集临床试验数据的可靠性,由委托人等系统且独立地调查临床试验是否依照试验计划书,标准作业指导书,临床试验管理规范及相关法规执行的活动。

① 가상적인 통계는 **신뢰성**을 잃을 수 있다.
② 경쟁력을 **확보**하기 위해서는 무엇보다 기술 개발이 시급하다.
③ 나는 강연 **의뢰**를 받았으나 오랜 고민 끝에 거절하였다.

词汇 어휘

신뢰성【名】可信性
확보하다【动】确保
의뢰【名】委托

24. 점검 보고서

중 检验报告书
영 Audit Report

점검 결과에 대한 보고서이다.

记录查检结果的报告。

① 우리는 인원 **점검**이 끝나자 곧바로 출발했다.

점검【名】点检

25. 타당도

중 效度,妥当度
영 Validity

의도한 측정 목표의 달성 정도를 의미한다. 측정행위 또는 측정도구/방법이 측정하고자 한 바를 얼마나 잘 측정 했는지 정도이다.

所期望的测定目标的实现程度。指测量行为或测量工具/方法达成预期测量目标的程度。

달성【名】达成
측정【名】测定

词汇어휘

① 우리는 목표 **달성**을 위해 항상 노력하고 있다.
② 이 문제는 사고력 **측정**을 목적으로 하고 있다.

26. 평행 설계

중 平行设计
영 Parallel Design

대부분의 실험적 연구에서 사용하기에 적합한 연구형태로서, 연구대상으로 선정된 환자는 치료군 과 비교대조군 가운데 한 군으로 무작위 배정되며, 전체 임상시험 기간 동안 한 가지 종류의 치료법만을 적용한다.

作为大多数实验研究中适合使用的研究形式,被选定为研究对象的患者随机分配到治疗组和比较对照组中的一组,在整个临床试验期间只适用一种治疗方法。

선정하다【动】选定
배정【名】分配

① 장학생을 가정 형편을 고려해 **선정하다**.
② 학급의 **배정**은 추첨으로 이루어질 예정이다.

27. 1차 표준품

중 一级标准品
영 Reference Standard, Primary

조성 성분과 함량이 정확하게 알려져 있는 물질로서 사용 목적에 따라 규격화되어 별도 제조되었거나 이미 제조된 원료물질을 정제하여 얻어진 높은 순도의 표준물질이다.

组成成分和含量准确已知的物质,根据使用目的规格化单独制备或由已制成原料提纯获得的高纯度标准物质。

정확하다【形】正确
알려지다【动】传遍
표준【名】标准

① 시험을 볼 때는 먼저 출제 의도를 **정확**하게 파악해야 한다.
② 사고 소식이 마을 사람들에게 **알려지다**.

③ 과학이 정한 **표준**에 의해서 판단하다.

28. 2차 표준품

중 二级标准品
영 Reference Standard, Secondary

1차 표준품과 거의 동일한 물질로, 주로 1차 표준품으로 부터 보정을 통해 표준품으로 사용된다.

与一级标准品几乎相同的物质,主要通过一级标准品校正后作为标准品使用

① 그는 퇴근하면 남은 시간의 **거의**를 집에서 쉰다.
② 두 학자는 사실상 **동일**한 결과를 내놓았다.

词汇어휘

거의【名】几乎
동일하다【动】相同

3단계

1. 최고 혈중 농도

중 最大血药浓度
영 Cmax

약물 복용 后, 2차 복용 전에 측정범위 내에서 약물이 나타나는 가장 높은 농도이다.

指药物服用后,在第二次服用前测量范围内出现的最高浓度。

복용【名】服用
농도【名】浓度

① 약은 올바로 **복용**해야 약효가 있다.
② 그는 혈중 알코올 **농도**가 기준치 이상으로 나왔다.

2. 의약품 개발과 품질관리

중 药品开发与质量管理
영 Chemistry, Manufacturing and Control

의약품 개발의 단계로 물질의 특성과 규제 내 의약품 제조 방식을 다룬다.

作为药品开发的阶段,涉及物质特点和规制内的药品制造方式。

규제【名】限制
방식【名】方式

① 최근 주류 광고에 대한 **규제**가 강화되었다.
② 나라마다 언어와 생활 **방식**이 다르다.

3. 약물 대사와 약동학

중 药物代谢和药动学
영 Drug Metabolism & Pharmacokinetics

약물이 생체 내에서 생화학적 반응을 받아 대사되는 과정과 체 내에서의 움직임을 연구하는 것을 말한다.

是指研究药物在生物体内接受生化反应代谢的过程和在体内的运动。

① 나무에서 떨어지는 열매를 **받다**.
② 선수들이 지쳐서 그런지 다들 **움직임**이 느려졌다.

词汇어휘

받다【动】收取
움직임【名】动作

4. 반수 영향 농도

중 半数有效浓度
영 Half maximal effective concentration.

특정시간 동안 약물, 항체, 독성 등이 최대치의 50%의 반응을 보이는 농도이다.

在特定时间内,药物,抗体或毒性物质达到最大反应的 50% 时的浓度。

① 연간 이윤이 6,000만 위안으로 **최대치**에 달하였다.
② 수출이 감소 추세를 **보였다**.

최대치【名】最大值
보이다【动】显现

5. 일반적인 약효 용량

중 半数有效剂量
영 50% Effective Dose

시험대상군의 50%의 약효가 발현되는 용량이다.

使试验对象中 50% 显示药效的剂量。

① 매번의 성공은 우리가 가진 강점의 **발현**이다.

발현되다【动】显现

6. 초회-통과 대사

중 首关代谢
영 First-pass metabolism

약물이 전신 순환되기 전에 대사된다.

药物在进入全身循环之前即被代谢的过程。

순환되다【动】轮回

① 혈액 **순환**이 원활하지 않다.

7. 고속 액체 크로마토그래피

중 高效液相色谱法
영 High-Performance Liquid Chromatography

금속 등의 내압성 컬럼을 사용하여 고압의 펌프로서 이동상을 흐르게 하여 단시간 내에 높은 분리능을 나타나게 하는 분석장치이다.

这是一种使用金属等的耐压柱,使流动相流过高压泵,在短时间内表现出高分离度的分析装置。

내압【名】耐压
고압【名】高压
분석【名】分析

① **내압**이 과도하여 보일러의 배기관이 터졌다.
② 여기는 **고압** 전류가 흐르는 곳이니 조심해라.
③ 자료의 **분석**을 마쳤다.

8. 억제 중간값

중 半数抑制浓度
영 Half Maximal Inhibitory Concentration

특정 생물학적, 생화학적 기능을 절반으로 억제 시키는데 필요한 약품 혹은 화합물의 농도이다.

抑制特定生物学或生化功能至一半所需的药物或化合物浓度。

① 그는 자기 감정의 **억제**를 잘하는 사람이다.

억제【名】抑制

9. 질량 분석계

중 质谱仪
영 Mass Spectrometer

기체 또는 고체의 표면에서 이온을 생성하고, 각 이온의 질량/전하의 비율(m/e)에 의해 분리 및 분석을 하는 기기이다.

是在气体或固体表面产生离子,通过各离子的质量/电荷比值（m/e）进行分离分析的仪器。

① 운동하는 물체의 **질량**이나 속도는 운동량에 비례한다.
② **전하**를 띤 입자가 중화되어 응고하다.

질량【名】质量
전하【名】电荷

10. 작용 기구

중 作用机制
영 Mechanism of Action

약제가 대상 유해 동식물에 접촉하거나 침입하여 효과를 나타내는 화학적 작용의 과정과 원리이다.

药剂与目标有害动植物接触或进入后发挥作用的化学过程与原理。

① 이 금속은 물과 **접촉**하면 연기가 나고 불이 붙는다.
② 이 건물은 경비가 허술해서 **침입**하기 쉬워 보인다.

접촉하다【动】接触
침입하다【动】侵入

词汇어휘

11. 물질 안전성 정보

중 物质安全性信息
영 Material safety data sheet

특정한 물질의 성질(안전성)과 관련한 정보이다.

与特定物质性质（安全性）相关的信息。

관련하다【动】有关

① 금융위기와 **관련**하여 담화를 발표하다.

12. 최대 허용 용량

중 最大耐受剂量
영 Maximum Tolerated Dose

시험물질을 시험동물에 투여하였을 때 대조군에 비하여 10% 이내의 체중증가 억제 또는 상승을 나타내면서 사망에 영향을 미치지 않는 독성증상이 나타날 것으로 기대되는 최소용량이다.

将试验物质注射到试验动物身上时,与对照组相比,体重增加抑制或上升10%以内,预计不会影响死亡的出现毒性症状的最小剂量。

투여【名】给予
상승【名】上升
사망【名】死亡

① 이 약은 미량을 **투여**해도 치명적이다.
② 해수면 **상승**으로 모래사장이 줄어들었다.
③ 그의 갑작스런 **사망**으로 우리는 모두 충격에 휩싸였다.

13. 박막 크로마토그래피

중 薄层色谱法
영 Thin Layer Chromatography

유리판 또는 합성 수지판 위에 실리카겔, 알루미나 등의 흡착제를 석고를 점결제로 하여 얇은 막처럼 바르고 그 표면상에 적당한 용매를 이동층으로 삼아 시료를 전개한다.

将硅胶,氧化铝等吸附剂涂在玻璃板或合成树脂板上,以石膏为黏结剂,涂成薄膜状,表面以适当的溶剂为流动层展开样品分析的方法。

① 이런 페인트는 품질이 좋아서 칠하면 벽에 잘 **흡착**된다.
② 사고를 당한 그는 팔뚝에 **석고** 붕대를 하였다.
③ 벽에 벽지를 **바르**다.

词汇어휘

흡착【名】吸附
석고【名】石膏
바르다【动】涂

14. 자외선

중 紫外线
영 Ultraviolet Ray

태양광의 스펙트럼을 사진으로 찍었을 때 가시광선보다 짧은 파장으로 눈에 보이지 않는 빛이다.

用照片拍摄太阳的光谱时,波长比可视光线短,是肉眼看不见的光。

① 적외선은 **가시광선**보다 더 긴 파장을 가진 전자기 복사다.
② 무지개의 일곱 가지 색상은 빛의 **파장**에 의해 만들어진다.

가시광선【名】可视光线
파장【名】波长

15. 경구 투여

중 经口投药
영 Oral Administration

약제를 경구적으로 투여하는 것이다. 경구약(내복약)에는 액체·분말·정제·캡슐 등이 있다.

口服药剂。口服药（口服药）包括液体,粉末,片剂,胶囊等。

① 약사가 알약을 빻아서 미세한 **분말**로 만들었다.
② 원유 **정제** 시설을 갖추다.

분말【名】粉末
정제【名】整齐

词汇어휘

16. 경질 캡슐제

중 硬胶囊剂
영 Hard-Shell Capsule

젤라틴과 백당에 가소제 등을 첨가하여 제조한 캡슐에 약제를 충전한 것을 말한다.

指在明胶和蔗糖加入增塑剂制成的胶囊中填充药物的制剂。

약제【名】药品
충전하다【动】充填

① **약제**에 여섯 가지 성분이 들어 있다.
② 아말감으로 충치를 **충전하다**.

17. 가속시험

중 加速试验
영 Accelerated Test

장기 보존 시험의 저장 조건을 벗어난 단기간의 가속 조건이 의약품 등의 안정성에 미치는 영향을 평가하기 위한 시험이다.

在超出长期保存试验条件的短期加速条件下,评估其对药品稳定性的影响的试验。

벗어나다【动】脱离
안정성【名】安定性

① 가격 경쟁의 수렁에서 **벗어나다**.
② 이 사업은 **안정**성이 높다.

18. 가혹 시험

중 压力测试
영 Stress Test

가혹 조건 하에서 의약품 등의 분해 과정 및 분해 산물 등을 확인하기 위한 시험이다.

这是为了确认压力条件下医药品等的分解过程及分解产物等的试验。

① 너의 제안을 받아들이는 대신 **조건**이 있다.

② 이 지방의 대표적 **산물**은 인삼이다.

19. 공정 개발

중 工程开发

영 Process Development

공학 기술을 이용하여 의약품 제조나 가공 공정을 설계하고 개선하는 과정이다.

利用工程技术设计改进药品制造或加工工艺的过程。

① 컴퓨터 **공학**의 발달은 인간의 생활 환경을 크게 변화시켰다.

② 이 가죽 가방은 **가공**이 잘못돼서 색이 이상하다.

③ 그는 체질을 **개선**하기 위해 병원을 찾았다.

20. 급성 독성

중 急性毒性

영 Acute Toxicity

화학물질을 시험동물에 1회 또는 24시간 안에 반복 투여하거나 흡입될 수 있는 화학물질을 24시간 안에 1회 노출시켰을 때 1일~2주 안에 나타나는 독성을 말한다.

指供试动物一次或24小时内反复注射化学物质,或24小时内接触一次可能吸入的化学物质,在1天~2周内出现的毒性。

① **반복** 훈련으로 선수들의 기술이 좋아졌다.

② 고농도 산소를 **흡입**하다.

词汇어휘

조건【名】条件
산물【名】物产

공학【名】工学
가공【名】加工
개선하다【动】改善

반복【名】重复
흡입【名】吸入

词汇 어휘

21. 당의정

중 糖衣片
영 Sugar-coated Tablet

정제(錠劑) 표면에 백당(白糖)의 경질층(硬質層)을 입히고 이것을 빨강, 노랑, 파랑 등의 빛깔로 착색한 정제 제품이다.

在片剂表面包上一层蔗糖硬质层,并染成红,黄,蓝等颜色的片剂产品。

경질【名】硬质
착색하다【动】着色

① **경질** 유리로 된 기체는 날렵하다.
② 낡은 함석지붕은 주황색으로 **착색**되어 있었다.

22. 반고형제

중 半固体制剂
영 Semi-Solid Dosage Form

액체와 고형배의 중간 상태의 제제이다.

介于液体和固体之间状态的制剂。

액체【名】液体

① 얼음에 열을 가하면 **액체** 상태의 물이 된다.

23. 발포정

중 泡腾片
영 Effervescent Tablet

물이나 다른 액체와 접촉하면 부서지면서 이산화탄소를 발생하도록 만들어진 정제 제품이다.

与水或其他液体接触后会崩解并产生二氧化碳的片剂产品。

접촉하다【动】接触
부서지다【动】破碎

① 그는 사업상 많은 사람과 **접촉**한다.
② 오랜 꿈이 산산이 **부서지다**.

24. 분자량

중 分子量
영 Molecular Weight

분자의 질량을 나타내는 양으로 분자를 구성하는 모든 원자들의 원자량 값을 더해서 계산한다.

表示分子质量的数值,通过将分子中所有原子的原子量相加计算得出。

① 사건의 진위를 파악하기 위해 조사단을 **구성하다**.
② 이번 일은 지난번 일보다 부담이 **더하다**.

25. 대사

중 代谢
영 Metabolism

생물체 내에서 일어나는 물질의 분해나 합성과 같은 모든 물질적 변화를 말한다.

生物体内发生的包括物质分解或合成在内的所有物质变化。

① 심지를 태우면 발암 **물질**이 나온다.
② 밑바닥 부분은 고품질 **합성** 피혁을 사용했다.

26. 분자식

중 分子式
영 Molecular Formula

분자의 조성 그리고 그 분자를 구성하는 원자의 수를 원소기호를 써서 나타낸 공식이다.

词汇 어휘

구성하다【动】构成
더하다【动】加

물질【名】物质
합성【名】合成

词汇 어휘

这是用元素符号表示分子的组成以及构成该分子的原子数的公式。

조성【名】组成
구성하다【动】组成

① 이 물질은 질소와 산소의 **조성**으로 이루어진 것이다.
② 봄철 식단은 비타민이 풍부한 먹을거리로 **구성**하는 것이 좋다.

27. 독성 간염

중 毒性肝炎
영 Toxic Hepatitis

다양한 약제를 복용함으로써 발생하는 간기능 손상을 말한다.

指服用多种药物引起的肝功能损害。

다양하다【动】多样
손상【名】损伤

① 이번 회의의 안건은 매우 **다양**했다.
② 사고로 인해 그녀는 왼쪽 뇌에 **손상**을 입었다.

28. 무독성 용량

중 无毒剂量
영 No Observed Adverse Effect Level(NOAEL)

독성이 나타나지 않은 최대 용량이다.

未出现毒性反应的最大容量。

최대【名】最大
용량【名】容量

① 그는 라디오 볼륨을 **최대**로 올려놓았다.
② 약을 복용할 때는 반드시 지시된 **용량**을 지키세요.

29. 물 용해도

중 水溶解度
영 Water Solubility

용질이 물에 녹는 용해도이다.

溶质在水中溶解的程度。

① 꽁꽁 얼었던 발이 **녹다**.
② 금속 **용해**에는 많은 열이 필요하다.

词汇어휘

녹다【动】溶化
용해【名】溶解

30. 비교 붕해 시험

중 比较崩解试验
영 Comparative Crumbling

의약품 동등성 입증을 위해 약물이 붕해되는 속도를 비교하는 시험이다.

为证明药品等效性而比较药物崩解速度的试验。

① 그 사고는 목격자가 없어 **입증**이 불가능했다.

입증【名】举证

31. 비교 용출시험

중 比较溶出试验
영 Comparative Dissolution

동일 주성분을 가진 동일 투여 경로의 두 제제에 대하여 용출양상의 유사성을 입증하는 시험이다.

证明两种具有相同主成分相同给药途径的制剂在体外溶出量的相似性的试验。

① 세계 어디서나 **동일** 수준의 서비스를 받을 수 있다.
② 기상청은 태풍의 이동 **경로**를 예측하여 발표했다.

동일【名】同样
경로【名】路线

词汇어휘

32. 생물학적 동등성

중 生物等效性
영 Bioquivalence(BE)

동일 유효성분을 함유한 동일 투여 경로의 두 제제가 생체 이용률에 있어서 통계학적으로 동등하다는 것을 입증하기 위해 실시하는 생체 내 시험이다.

为证明含有相同有效成分的相同给药途径的两种制剂在生物利用度方面具有统计学意义而进行的体内试验。

함유하다【动】含有
생체【名】生体
이용률【名】利用率

① 해조류로 만든 비료는 칼슘을 많이 **함유**하고 있다.
② **생체** 실험에 쥐를 이용하다.
③ 시간이 갈수록 휴대폰 **이용률**이 높아지고 있다.

33. 서방출

중 缓释
영 Extended Release

약물을 코팅하여 체내 방출을 느리게 한 것이다.

通过包衣使药物在体内缓慢释放。

방출【名】发放
느리다【形】慢

① 은행의 자금 **방출**로 기업의 숨통이 조금 트였다.
② 그는 몸집이 커서 행동이 **느리다**.

34. 선택성

중 选择性
영 Selectivity

촉매 반응에서 많은 가능성 중 목적 화합물을 생성시키는 정도를 말한다.

在催化反应中，从多种可能反应中生成目标化合物的程度。

① 산과 알칼리는 화학 반응에서 중요한 **촉매** 역할을 한다.
② 오늘 밤에는 비가 올 **가능성**이 높은 편이다.

35. 설하정

중 舌下片
영 Buccal and Sublingual Tablet

혀 밑에 두어 흡수되도록 하는 정제이다.

放置于舌下吸收的片剂。

① 이온음료는 물보다 체내에 빠르게 **흡수**된다고 한다.
② 형광등 **밑**에서 책을 보는 것은 눈 건강에 해롭다.

36. 수율

중 收率
영 Yield

어떤 기질에서 실제로 생산되는 생산물의 양을 그 기질로부터 이론상 기대할 수 있는 최대 생산량으로 나눈 값이다.

从某种原料中实际得到的产物量与理论最大产量的比值。

① 내가 운동을 싫어하는 것은 타고난 **기질** 탓이다.
② 그는 **실제** 나이보다 젊게 보인다.
③ 이 떡을 세 조각으로 **나누다**.

词汇 어휘

촉매【名】触媒
가능성【名】可能性

흡수되다【动】吸水
밑【名】底下

기질【名】气质
실제【名】实际
나누다【动】分成

37. 시험법 밸리데이션

중 试验方法验证
영 Test Method Validation

의약품 등의 개발단계에서의 의약품 특성규명, 비 임상 및 임상 시험, 제조공정관리 및 원료부터 완제품의 품질관리를 위하여 실시되는 시험법의 타당성을 검증하는 것이다.

在药品开发阶段，为确定药品特性,进行非临床和临床试验,生产过程管理及原料至成品质量控制而进行的试验方法有效性验证。

규명【名】查明
원료【名】原料

① 무엇보다도 이번 사고의 원인 **규명**이 선행되어야 한다.
② 나일론의 **원료**는 석유로부터 나온다.

38. 안정성

중 稳定性
영 Stability

화합물이 쉽사리 분해되지 않고 또 다른 화합물과 반응하지 않는 성질, 열, 빛, 온도 등에 대한 안정성이 있다.

指化合物不易分解且不与其他化合物发生反应的性质,包括对热,光,温度等的稳定性。

쉽사리【副】容易
성질【名】性质

① 나는 소설의 줄거리를 **쉽사리** 이해할 수 없었다.
② 그 사건은 유사한 **성질**을 가지고 있다.

39. 약 신규성

중 药物新颖性
영 Novelty of the Drug

의약품에 대한 출원의 발명이 출원시에 공지, 공용되지 않은 것이다.

指药品的发明在申请时尚未公开或使用。

① 나는 이 약의 특허를 **출원**했다.
② 분양 주택의 **공용** 면적은 반드시 합리적이어야 한다.

词汇 어휘
출원【名】申请
공용【名】公用

40. 약물 전달 시스템

중 药物传达系统
영 Drug Delivery System

몸의 질환 치료를 위해 약물을 효율적으로 전달하여 약물의 부작용을 줄이고 약물에 대한 우리 몸의 순응도를 높이고, 효능 및 효과를 극대화할 수 있도록 기존의 약물이나 새로운 약물의 제형을 설계하고 약물 치료를 최적화하기 위한 기술이다.

为了治疗身体疾病,有效地传达药物,减少药物的副作用,提高身体对药物的依从性,最大限度地发挥功效及效果,设计现有药物或新药物的剂型,优化药物治疗的技术。

① 대출로 집을 사는 데 필요한 수속을 **줄이다**.
② 기업은 이윤의 **극대화**를 추구한다.
③ 자원 **최적화** 배치의 체계적 경영 효과를 실현하다.

줄이다【动】缩小
극대화【名】极大化
최적화【名】最优化

41. 약효 용량

중 药效剂量
영 Pharmaceutical Active Dose(PAD)

약물이 체내에서 발현되어 약효를 보이는 용량이다.

指药物在体内发挥疗效的剂量。

① **체내**에 산소가 부족하면 생명이 위험해진다.

체내【名】体内

词汇어휘

42. 여과

중 过滤
영 Filtration

유동성이 있는 고체-액체 혼합물을 다공성(多孔性) 여과재를 지나게 하여 고체는 여과재의 표면이나 내부에 퇴적하고, 액체는 투과해 양자를 분리시키는 기계 조작이다.

使具有流动性的固液混合物通过多孔性过滤材料,使固体沉积在过滤材料的表面或内部,而液体通过,从而分离两者的机械操作。

여과【名】过滤
고체【名】固体
퇴적【名】堆积

① 그는 **여과** 필터를 사용하여 물을 걸렀다.
② 얼음은 물의 **고체** 형태이다.
③ 토사가 **퇴적**하여 삼각주를 만들다.

43. 연고제

중 软膏剂
영 Ointments

적당한 기제(基劑 : 유지류, 바셀린, 라놀린, 글리세롤 등)에 약품을 혼합하여 쉽게 피부에 바를 수 있도록 만든 반고형의 외용약이다.

将药物与适当的基质（如油脂,凡士林,羊毛脂,甘油等）混合制成可轻易涂抹于皮肤的半固体外用药。

혼합하다【动】混合
바르다【动】涂抹

① 두 가지 원료를 한데 **혼합**하다.
② 머리에 기름을 **바르다**.

44. 연질 캡슐제

중 软胶囊剂
영 Soft Elastic Capsule

젤라틴에 가소제로 글리세린 D-sorbitol 등에 알코올을 첨가하여 제조한 젤라틴 시트 2장 사이에 충전용 약제를 투입한 후 두 시트가 접착되도록 강압하여 제조한다.

在明胶中加入增塑剂（如甘油、D-山梨醇等多元醇）制成两片明胶膜,将充填药物充入,然后通过加压使两片膜粘合而成。

① 음식에 **첨가**하는 소금의 양을 조금 줄이는 것이 건강에 좋다.
② 그 샌들은 **접착**한 부분이 잘 벌어진다.
③ 그는 말로 하지 않고 늘 힘으로 **강압**하려고만 한다.

词汇 어휘

첨가하다【动】添加
접착하다【动】粘贴
강압하다【动】强制

45. 용액 안정성

중 溶液稳定性
영 Solution Stability

용액 내에서의 약물이 분해되거나 반응하지 않는 성질이다.

指药物在溶液中不发生分解或化学反应的性质。

① 이 집은 조립식이라 필요에 따라 조립과 **분해**가 가능하다.

분해【名】分解

46. 장용정

중 肠溶片
영 Enteric Coated Tablet

코팅기제가 염기성 pH에서 용해되는 성질을 이용하여 위에서 방출을 방지하고 소장에서 방출되도록 정제를 코팅한 것이다.

利用包衣材料在碱性 pH 下可溶的特性,使药物在胃中不释放,而在小肠中释放的片剂。

① 나는 **위**에 염증이 생겨 약을 복용하고 있다.
② 사람의 **소장**은 길이가 7미터 전후이며 둘둘 말려 있다.

위【名】胃
소장【名】小肠

47. 제제

중 制剂
영 Formulation

의약품으로 가공하여 조제 또는 사용하기에 편리한 형태로 미리 만들어진 것이다.

将药物加工成便于制备或使用的医药产品形式。

가공하다【动】加工
미리【副】先

① 이 공장에서는 나무를 **가공**해서 가구를 만들었다.
② **미리** 도착한 대표들은 이미 여장을 풀었다.

48. 지연 방출

중 缓释
영 Delayed Release

약제(유효성분)가 제제로부터 서서히 방출되도록 제어한다.

控制药物（有效成分）从制剂中缓慢释放的方式。

서서히【副】慢慢
제어하다【动】控制

① 신호가 바뀌자 차들이 **서서히** 움직였다.
② 이 기계는 컴퓨터가 자동으로 **제어**할 수 있도록 설계되었다.

49. 추출

중 提取
영 Extraction

주로 액체 상태의 용매를 사용하여 고체 또는 액체 상태의 혼합물 속에서 어떤 특정한 성분만을 용해하여 분리하는 조작으로, 화학 실험에서 뿐만 아니라 산업적으로도 매우 중요한 분리 방법이다.

主要利用液体溶剂从固体或液体混合物中溶解并分离特定成分的操作,是化学实验及工业中重要的分离方法。

① 각종 유기**용매**에서 나오는 냄새는 두통을 부른다.
② **특정**한 사람만이 출입이 허락된다.
③ 본질과 현상을 **분리**하여 문제를 설명할 수 없다.

词汇 어휘

용매【名】溶媒
특정하다【形】特定
분리하다【动】分离

50. 크림제

중 乳膏剂
영 Cream

유제성 기제인 유중수형 또는 수중 유형의 반고형 유제이다.

由油包水型或水包油型乳剂性基质组成的半固体乳剂。

① 바셀린은 많은 고약의 **기제**이다.

기제【名】机制

51. 투과도

중 透过率
영 Permeability

시료를 투과한 에너지와 시료를 투과하기 전에 투여한 에너지와의 비율이다. 용액 내의 투과와 용매만의 투과로 비율을 나타낸다.

样品透过能量与入射能量的比值。表示溶液中的透过率与溶剂中的透过率之比。

① 채취된 **시료**를 가지고 발병원인을 분석하였다.
② 자동차 부품의 국산화 **비율**이 증가하였다.

시료【名】试验用品
비율【名】比率

词汇어휘

52. 표적 방출

중 靶向释放
영 Targeted Release

의약품이 목표 작용기에 도달한 후에 방출되도록 한 제제이다.

药物在到达目标作用部位后才释放的制剂。

작용【名】作用

① 비누는 기름을 분해하는 **작용**을 한다.

53. 필름 코팅정

중 胶片涂层片
영 Film-coated Tablet

고형물로 제조가 어렵거나 공기 중에서 노출되어 쉽게 수분을 흡수하여 약효가 변하는 약에 대해 필름 형태의 고체로 제조되는 정제 제품이다.

对于难以制成固体或暴露于空气中,容易吸水而改变药效的药品,以薄膜形态固体制成精制产品。

노출되다【动】露出
수분【名】水分

① 근로자들은 항상 위험에 **노출**되어 있다.
② 건강을 위해 매일 적당량의 **수분**을 섭취하는 게 좋다.

4단계

词汇어휘

1. 균일성

중 均一性
영 Uniformity

한결같이 고른 성질이나 상태를 말한다.

指性质或状态始终一致,均匀。

① 이 직장의 작업복은 아주 **한결같다**.
② 아이들의 키가 **고르다**.

한결같다【形】一致
고르다【形】平均

2. 균질성

중 均质性
영 Homogeneity

성분이나 특성이 고루 같은 성질을 말한다.

指成分和特性均匀一致的性质。

① 농부는 땅에 비료를 **고루** 뿌렸다.

고루【副】均地

3. 면역반응

중 免疫反应
영 Immune Response

생체가 외부로부터 침입하는 미생물 또는 이물질이나 체내에서

词汇 어휘

생긴 불필요한 산물 등을 제거하는 일련의 반응으로 개체의 항상성을 유지하는 현상이다.

这是通过去除生物体从外部侵入的微生物或异物或体内产生的不必要产物等的一系列反应,维持个体恒常性的现象。

침입하다【动】侵入
미생물【名】微生物
일련【名】一连

① 여기는 금지 구역이니 무단 **침입**해서는 안 된다.
② 그분은 **미생물** 연구의 권위자이다.
③ **일련**의 사건을 해결하다.

4. 기준

중 基准
영 Specifications

의약품 등의 품질검사를 위한 기본이 되는 표준이다.

是药品等质量检验的依据标准。

품질【名】品质

① 이 신발 **품질**이 너무 안 좋다.

5. 면역원

중 免疫原
영 Immunogen

면역 반응을 유도할 수 있는 성분으로 항원을 사람이나 동물에게 어떠한 방법(주사・도포・경구투여・분무)으로 주입하여 면역 반응이 일어났을 경우에 주입된 이물질인 항원을 가리킨다.

※ 내성을 유도하는 면역 허용원(tolerogen)과 달리 면역 반응을 유도하는 일종의 항원이다.

可诱导免疫反应的成分,是指将抗原以某种方法(注射,涂布,口服,喷雾) 给人或动物注入,发生免疫反应时注入的异物抗原。

※ 与诱导耐受的免疫耐受原(tolerogen)不同,它是一种诱导免疫反应的抗原。

① 그는 **면역** 체계가 서서히 파괴되는 무서운 병에 걸렸다.
② 신형 살수차로 **분무**하며 작업을 하다.
③ 수구에 **이물질**이 껴서 물이 잘 내려가지 않는다.

6. 면역원성

중 免疫原性
영 Immunogenecity

체액성(특정 항원)과 또는 세포 매개 면역을 유도할 수 있는 백신의 능력이다.

指疫苗诱导体液性（特定抗原）或细胞介导免疫反应的能力。

① 화폐는 물품 교환을 **매개**하는 역할을 한다.

7. 면역증강제

중 免疫增强剂
영 Adjuvants

면역기구를 비 특이적으로 자극시킴으로써 항원에 대한 특이 면역반응을 증강시키는 기능을 갖는 물질의 총칭한다.

※ 백신 제조 시 항원에 대한 면역반응을 증강시키는 물질로서 낮은 면역반응을 보이는 정제 항원백신에 사용되어 낮은 농도의 항원으로도 높은 면역반응을 유도한다.

词汇어휘

면역【名】免疫
분무【名】喷雾
이물질【名】异物

매개【名】媒介

词汇어휘

通过非特异性刺激免疫系统以增强对抗原特异性免疫反应的物质总称。

※ 在疫苗制造中用于增强抗原免疫反应的物质，可使低免疫反应的纯化抗原疫苗以较低浓度诱导较强免疫反应。

특이【名】特异
증강하다【动】增强

① 이 나무의 외형은 아주 **특이**하다.
② 이 약은 정신을 안정시키고 기억력을 **증강**시키는 약이다.

8. 면역 독성 시험

중 免疫毒性试验
영 Immunotoxicity Study

반복투여 독성시험의 결과, 면역계에 이상이 있는 경우 시험물질의 이상 면역 반응을 검사하는 시험이다.

在重复给药毒性试验结果中若发现免疫系统异常时,检验试验物质异常免疫反应的试验。

반복【名】反复

① 이 노래가 너무 좋아서 **반복** 재생하고 있다.

9. 물질 안전성 정보

중 物质安全性信息
영 Material Safety Data Sheet

특정한 물질의 성질(안전성)과 관련한 정보를 말한다.

指与特定物质的性质（安全性）相关的信息。

특정【名】特定

① 고객의 **특정** 정보를 유출하는 것은 법으로 금지되어 있다.

10. 분석 증명서

Ⓩ 分析证明书
Ⓨ Certificate Of Analysis (CoA)

시험, 방법, 특정화, 제조과정 중 벌크와 많은 약품, 화학제품이나 제조된 백신에 대한 최종 로트 출하 시험을 써놓은 문서이다.

※ COA는 로트 출하 문서들을 구성하는 데이터 작업표나 기초자료에 수반된다.

记载药品,化学品或疫苗在试验,方法,特性化,制造过程中各批次及最终批次放行试验结果的文件。

※ CoA附随于批量出货文件的数据工作表或基础资料。

① 우리의 **최종** 목표는 올림픽 금메달이다.
② 농촌에서 쌀 **출하**가 줄어 값이 폭등하고 있다.
③ 지역 개발에는 환경 파괴가 **수반**된다.

词汇 어휘

최종【名】最终
출하【名】出货
수반되다【动】陪伴

11. 분화

Ⓩ 分化
Ⓨ Differentiation

세포가 특정 형태와 기능을 갖추도록 하는 생화학적 및 구조적 변화 과정을 말한다.

指细胞获得特定形态和功能的生化及结构变化过程。

① 공장 건설은 이미 기본 골격을 **갖추었다**.
② 아이들은 생활 환경 **변화**에 적응하기를 어려워했다.

갖추다【动】准备
변화【名】变化

词汇어휘

12. 불활화 백신

중 活疫苗
영 Inactivated Vaccine

병원인자를 항원성으로 보존한 채로 불활화하여 사용하는 백신이다.

※ 포르말린 등 화학약품 첨가, 자외선 조사 등으로 처리하고 있다. 사균 백신이라고도 하며 광견병, 콜레라, 인플루엔자, 일본뇌염 등이 여기에 해당된다. 백신자체에 의한 발병이 없다는 장점이 있으며, 단점으로는 면역지속기간이 생백신에 비해 짧아 추가 접종이 필요하다.

在保持病原体抗原性的前提下,将其灭活后使用的疫苗。

※ 通过添加甲醛等化学物质或紫外线照射处理,又称"杀菌疫苗",如狂犬病,霍乱,流感,日本脑炎等。优点是不会因疫苗本身引发疾病,缺点是免疫持续期较生疫苗短,需追加接种。

첨가【名】添加
발병【名】发病
접종【名】接种

① 음료수에 색소를 **첨가**하다.
② 비만은 고혈압 **발병**의 가장 큰 원인 중 하나이다.
③ 백신 **접종**도 면역력을 강화할 수 있다.

13. 생물 안전성

중 生物安全性
영 Biosafety

생명공학 이용에 따르는 인간 및 환경에 미치는 잠재적 위험성을 방지하고 생물다양성의 보전과 지속가능한 이용을 위하여 위해성 평가, 위해성 관리, 국제적・국내적 규제 등을 통하여 위해성을 방지하고자 하는 것이다.

通过风险评估,风险管理及国际,国内法规,防止因利用生物技术对人类和环境造成的潜在危害,以保护生物多样性并实现可持续利用。

잠재적【名】潜在的
보전【名】保全

① 우리의 **잠재적** 능력은 무한으로 계발될 수 있다.
② 환경 **보전**에 힘쓰는 것은 우리 후손을 위한 일이다.

词汇어휘

14. 생물 유래제품

중 生物衍生品
영 Bio-Derived Products

사람, 기타 생물(식물제외)에서 유래하는 것을 원료 또는 재료로 하여 제조(소분 포함)된 의약품, 의약외품, 화장품 또는 의료기기 중 보건위생상 특별히 주의가 필요한 것이다.

※ 일본에서 사용되는 약사법령 용어로 후생노동 대신이 약사 및 식품위생 심의회의 의견을 듣고 지정한 것을 말하며, 2003년 5월 20일 후생 노동성고시에 의해 약 600품목이 생물 유래제품으로 지정되었다.

以人类或其他生物（不含植物）来源材料为原料或材料制造（包括分装）的药品,医药外品,化妆品或医疗器械中,需特别注意卫生安全的产品。

※ 本药事法术语,经厚生劳动大臣听取药事及食品卫生审议会意见指定, 2003年5月20日厚生劳动省告示约600个品目被指定为生物来源产品。

① 젓갈은 비교적 더운 지방에서 **유래**한 음식이다.
② 정부는 이 산을 환경 보호 지역으로 **지정**하였다.

유래하다【动】流传
지정하다【名】指定

15. 생체 지표

중 生物指标
영 Biomarker

발암, 유전질환, 노화 등이 진행되는 단계 중 특징적으로 나타나

词汇어휘

는 형태학적, 생화학적, 분자생물학적 변화를 말한다.

※ 생체지표를 검색함으로써 물질의 위해성을 판단할 수 있다.

是指在致癌、遗传疾病、衰老等阶段特征性出现的形态学、生化和分子生物学变化。

※ 通过检索生物指标可以判断物质的危害。

특징적【名】独特
형태학【名】形态学

① 그는 **특징적**인 장기가 없으면서도 인기를 끈다.
② 나는 일찍부터 서양 의학의 **형태학**을 배웠다.

16. 생물학적 분석

중 生物学分析
영 Bioassay

표준 조제물과 비교하여 동물 또는 세포에 대한 영향으로 어떤 화합물의 효과를 측정하는 것이다.

通过与标准制剂比较，测定化合物对动物或细胞的影响以评价其效力。

측정하다【动】推测

① 간호사는 온도계로 체온을 **측정**하였다.

17. 소아용 의약품

중 儿童用药
영 Pediatiric Medicine

주로 11세 이하의 영유아 및 어린이에게 경구로 투여되는 의약품이다.

主要供11岁以下婴幼儿及儿童口服使用的药品。

주로【副】主要
경구【名】经口

① 그는 출근할 때 **주로** 버스를 이용한다.

② 이 **경구**약은 따뜻한 물과 함께 복용해야 한다.

18. 안정성 시험

중 稳定性试验
영 Stability Test

의약품 등의 저장방법 및 사용기간 등을 설정하기 위하여 경시 변화에 따른 품질의 안정성을 평가하는 시험이다.

为确定药品的贮藏方法及使用期限，评估其随时间变化的质量稳定性的试验。

① 휴대용 **저장**장치에 대한 수요가 지속적으로 늘고 있다.
② 이익 극대화의 원칙에 **따르다**.

19. 위해 평가

중 危害评估
영 Risk Assessment

식품, 의약품 등에 존재하는 위해 요소에 대한 규명된 노출로 발생할 수 있는 유해 영향과 발생 확률을 과학적으로 예측하는 일련의 과정으로 위험성 확인, 위험성 결정, 노출 평가, 위해도 결정 등 일련의 단계이다.

对食品、药品等存在的危害因子所导致的有害影响及其发生概率进行科学预测的过程，包括危险识别、危险特征化、暴露评估及风险表征等阶段。

① 이번 사건의 피해자들은 사건의 진상 **규명**을 요구했다.
② 기상 상태는 정확히 **예측**할 수 없다.

词汇어휘

저장【名】储存
따르다【动】跟上

규명되다【动】察明
예측하다【动】预测

词汇 어휘

20. 용량

중 剂量
영 Dose

의약품의 적정한 효과를 나타낼 수 있는 사용량을 말한다.

指能表现药品适当疗效的使用量。

적정하다【形】合理

① 화물이 이미 **적정** 저장량을 초과했다.

21. 유전자 치료제

중 基因治疗剂
영 Gene Therapeutic Drug

질병치료 등을 목적으로 인체에 투입하는 유전 물질 또는 유전 물질을 포함하고 있는 의약품이다.

以治疗疾病等为目的而向人体投入的遗传物质或含有遗传物质的药品。

포함하다【动】包含

① 자두는 섬유질을 많이 **포함**하고 있는 과일이다.

22. 유효 부성분

중 有效副成分
영 Active Minor Ingredient

제제의 효능과 효과에 직접적으로 작용하지는 않으나 유효 주성분이 효능과 효과를 나타내는데 보조적으로 사용되는 유효 성분으로서 그 성분의 기대되는 효능과 효과를 표방할 수 없는 것이다.

주성분【名】主成分
보조적【名】辅助的
표방하다【动】摽榜

虽然不直接影响制剂的效能和效果,但作为有效主成分辅助发挥效能和效果的有效成分,不能标示该成分的期待疗效和效果。

① 이산화황과 질소 산화물은 스모그의 **주성분**이다.
② 그의 역할은 **보조적**이다.
③ 절세를 **표방**한 각종 금융 상품이 쏟아져 나왔다.

23. 유효성

중 有效性
영 Efficacy, Effectiveness

의약품 등이 그 적응증에 대해서 효능 및 효과를 갖는 것 또는 그 정도를 말한다.

指药品等对其适应症具有疗效的性质或其程度。

① 그 아이는 새로운 환경에 **적응**을 잘한다.

24. 유효성분

중 有效成分
영 Active Ingredient

내재된 약리작용에 의하여 그 의약품의 효능과 효과를 직접 또는 간접적으로 발현한다고 기대되는 물질 또는 물질군(약리학적 활성 성분 등이 밝혀지지 아니한 생약 등을 포함한다)으로서 주성분을 말한다.

指因内在药理作用直接或间接发挥该药品疗效的物质或物质群（包括药理学活性成分等未查明的生药等）的主要成分

① 고대 인류가 불씨를 저장하는 수수께끼가 **밝혀지다**.
② 그의 역할은 **보조적**이다.

词汇어휘

적응【名】适应

간접【名】间接
밝혀지다【动】发亮

词汇어휘

25. 유효 주성분

중 有效主成分
영 Active Major Ingredient

일정 분량 이상 함유되어 제제의 효능과 효과에 직접 작용하는 유효성분으로서 그 성분의 기대되는 효능과 효과를 표방할 수 있는 것을 의미한다.

含有一定量以上，作为直接作用于制剂疗效和效果的有效成分，是指可以标示该成分的预期功效和效果。

분량【名】分量
함유되다【动】含有

① **분량**을 빼먹는 것은 정직하지 못한 행위이다.
② 콩은 비교적 많은 양분을 **함유**하고 있다.

26. 의약분업

중 医药分离
영 Separation Of Dispensary From Medical Practice

의사와 약사 인력을 효율적으로 활용하기 위하여 의사는 처방을 하고 약사는 조제와 투약을 전문적으로 수행하도록 하는 제도이다.

有效利用医生与药师的人力资源，医生开处方,药剂师专门进行调剂和投药的制度。

효율적【名】有效
수행하다【动】遂行

① 대학의 인적자원을 **효율적**으로 활용하다.
② 그는 직무를 성실히 **수행**했다.

27. 의약외품

중 医药外品
영 Quasi-Drug

사람이나 동물의 질병을 치료, 경감, 처치 또는 예방할 목적으로 사용되는 섬유와 고무제품 또는 이와 유사한 것이다. 인체에 대한 작용이 약하거나 인체에 직접 작용하지 아니하며 기구 또는 기계가 아닌 것과 이와 유사한 것이다. 전염병 예방을 위하여 살균과 살충 및 이와 유사한 용도로 사용되는 제제 중 어느 하나에 해당하는 물품이다.

以人或动物疾病的治疗、缓解、处理或预防为目的使用的纤维、橡胶制品及其类似品。其对人体作用轻微或不直接作用于人体，且非器具或机械，并包括为预防传染病而用于杀菌、杀虫或类似用途的制剂。

① 진통제는 일시적으로 고통을 **경감**하는 약이다.
② 이런 살충제의 접촉 **살충** 효과는 아주 강하다.

경감【名】减轻
살충【名】灭虫

28. 일반의약품

중 普通药品
영 Common Drug

보건복지부 장관이 정하여 고시하는 기준에 해당하는 의약품을 말한다.

是指符合卫生健康部门制定并公布标准的药品。

① 건설부는 토지의 기준 시가를 **고시**해 오고 있다.

고시하다【动】公布

29. 정량 한계

중 定量限
영 Quantitation Limit

적절한 정밀성과 정확성을 가진 정량값으로 표현할 수 있는 검

词汇어휘

체 중 분석 대상 물질의 최소량을 말한다.

是指样品中待分析物质的最小量，可用具有适当精密度和准确度的定量值表示。

적절하다【形】适当
최소【名】最少

① 시기가 **적절하다**.
② 우리 회사는 **최소**의 자본으로 최다 이익을 남겼다.

30. 정확성

중 准确性
영 Accuracy

측정값이 이미 알고 있는 참값이나 표준값에 근접한 정도이다.

指测定值接近已知真值或标准值的程度。

근접하다【动】接近

① 두 사람은 매우 **근접**한 곳에 살고 있다.

31. 제네릭 의약품

중 仿制药
영 Generic Drug

이미 허가된 의약품과 제형, 안전성, 효능과 효과, 용법과 용량, 품질 등을 동일하게 제조된 의약품이다.

与已批准药品在剂型、安全性、疗效、用法用量及质量等方面相同制造的药品。

용법【名】用法
제조【名】制造

① 물건을 사면 그 **용법**을 적은 설명서를 잘 읽어야 한다.
② 그 기업은 최근 자동차 전문 **제조** 회사로 방향을 전환했다.

32. 첨부물

중 附件物
영 Supplement

제품의 사용에 필요하여 동일 포장 내에 허가를 받고자 하는 제품 이외의 물품으로써 약사법에 의하여 의약품, 의약외품 및 의료기기법에 따른 의료기기에 해당하는 품목이다.

产品使用所需,除同一包装内得到许可的产品以外的物品,是符合《药事法》规定的医药品、医药外品及医疗器械法的医疗器械的品种。

① 물건을 고를 때나 살 때는 **포장**만 보고 고르면 안 된다.
② 이 **기기**는 전력을 원동력으로 한다.

포장【名】包装
기기【名】器材

33. 주성분

중 主要成分
영 Active Ingredient

처방되지 않거나 부분적으로 처방된 활성 성분(즉, 항원이나 면역원)이다.

未开具处方或部分开具的有效成分（即抗原或免疫原）。

① 나는 의사가 써 준 **처방**을 가지고 약국에 갔다.
② 염분은 사람의 몸에서 없어서는 안 될 중요한 **성분**이다.

처방【名】处方
성분【名】成分

34. 체외진단용 의약품

중 体外诊断用药品
영 In Vitro Diagnostic Product

词汇 어휘

인체에서 유래하는 시료를 검체로 하여 검체의 물질을 검출하거나 측정하여 인체의 질병감염 여부 등을 판정할 목적으로 사용되는 시약을 말한다.

以人体来源样本为检体，通过检测或测定其中物质来判断人体疾病感染与否的试剂。

시료【名】试验用品
판정하다【动】判定
시약【名】试剂

① 우리는 오염도를 측정할 **시료**로 쓸 토양을 채취하였다.
② 선수들은 심판의 **판정**에 복종해야 한다.
③ 가열된 용액을 플라스크에 따른 뒤 **시약**을 넣는다.

35. 표준품

중 标准品
영 Reference Standard

일정한 순도 또는 생물학적 작용을 갖게 만들어진 물질이며, 의약품 등의 생물학적 또는 이화학적 시험을 할 때 사용하는 상용 표준품의 역가를 정하기 위한 표준이 되는 물질이다.

具有一定纯度或生物活性的物质，用于药品等进行生物学或理化试验时，作为确定常用标准品效价的标准物质。

순도【名】纯度
상용【名】商用

① 녹는점은 물질의 성질과 **순도**를 구별하는 데 사용할 수 있다.
② 심장 스텐트는 심장 질환 치료에 사용되는 **상용** 의료 기기이다.

36. 함량 시험

중 含量测定
영 Assay Of Content Or Potency

검체 중에 존재하는 분석대상물질의 함량 또는 역가를 정확하게 측정하는 시험이다.

对检体中存在的被测物质的含量或效价进行准确测定的试验。

① 최근 영양분 **함량**이 미달인 분유가 유통된 사실이 드러났다.
② 이 문제는 사고력 **측정**을 목적으로 하고 있다.

词汇어휘

함량【名】含量
측정【名】测定

37. 항원성 시험

중 抗原性试验
영 Antigenicity

시험 물질이 생체의 항원으로 작용하여 나타나는 면역원성 유발 여부에 대하여 실험 동물을 사용하여 검사하는 시험이다.

使用实验动物检验试验物质作为抗原在生物体内是否诱发免疫原性的试验。

① 과속 운전은 대형 교통사고를 **유발**하는 원인 중 하나이다.
② 이 일의 사실 **여부**를 확인하도록 해라.

유발【名】诱发
여부【名】与否

38. 항체양전

중 血清转化
영 Seroconversion

미리 정의된 항체 농도의 증가, 항체 음성에서 항체 양성으로 전환되거나, 기존 항체가 임상적으로 유의하게 증가한 경우로 백신의 면역원성에 대한 정보를 제공한다.

提供疫苗免疫原性的信息，如预定的抗体浓度增加、抗体阴性转为抗体阳性或现有抗体临床上明显增加。

① 예술은 새로움을 추구하는 작업이라고 **정의**할 수 있다.
② 오늘 저녁은 주최 측에서 **제공**한다.

정의하다【动】定义
제공하다【动】提供

词汇어휘

39. 혼합제제

중 混合制剂
영 Combination Drug

둘 이상의 유효성분을 함유한 제제를 말한다.

指含有两种或两种以上有效成分的制剂。

함유하다【动】含有

① 이런 제품은 발암물질을 **함유**하고 있다.

40. 화합물

중 化合物
영 Compound

2종류 이상의 원소의 원자가 화학결합을 하여 생성된 물질이다.

2种以上元素的原子经化学键作用产生的物质。

원자【名】原子
생성되다【动】形成

① 모든 물질은 **원자**라는 소립자로 구성되어 있다.
② 핵분열로 **생성**된 에너지를 이용하여 동력으로 제공하다.

41. 후발 생물의약품

중 随后进入的生物制品
영 Subsequent Entry Biological Medicinal Products

이미 제조 판매 및 수입 품목 허가를 획득한 품목과 품질, 안전성 및 유효성 측면에서 동등성이 입증된 생물의약품이다.

与已批准生产、销售或进口的品种在质量、安全性及有效性方面被证明等同的生物药品。

획득하다【动】获得
측면【名】侧面

① 그는 첫 금메달 **획득**에 감격이 밀려왔다.
② 그 영화의 내용은 교육적 **측면**에서 바람직하다.

5단계

词汇어휘

1. ULPA 필터

중 过滤器
영 Ultra-Low Penetration Air filter

초고성능 미립자 공기 필터이다. 공기 중의 99.999%의 먼지, 박테리아 등을 제거한다.

超高效微粒空气过滤器,可去除空气中99.999%的灰尘和细菌等。

① 오랫동안 청소하지 않은 방은 **먼지**로 가득했다.
② 곰팡이와 **박테리아**는 호흡기 질환을 일으킬 수 있다.

먼지【名】灰尘
박테리아【名】细菌

2. 공기 조화 장치

중 空气调节装置
영 Air Handing Unit(AHU)

공기 조화(냉방, 난방, 제습, 가습, 공기정화 등)의 목적을 달성하기 위해 필요한 기계 장치이다.

为实现空气调节（冷却,加热,除湿,加湿,空气净化等）目的所需的机械装置。

① 동양 철학은 음과 양의 **조화**를 중시한다.
② 숯의 **제습** 효능은 널리 알려진 바 있다.
③ 상수원의 물을 **정화**하기 위해서는 약품 처리가 불가피하다.

조화【名】造化
제습【名】除湿
정화【名】净化

3. 공정 밸리데이션

중 工艺验证
영 Process Validationl

설정된 범위 이내에서 작업했을 때 사전에 설정된 규격과 품질 특성에 부합하는 의약품을 효과적이고 재현성 있게 생산할 수 있음을 보여주는 문서화된 증거이다.

以文件形式证明在设定范围内作业时，能有效且可重复地生产符合预定规格和质量特性的药品的证据。

규격【名】规格
재현【名】再现

① 서로 다른 **규격**의 제품을 생산하다.
② 그녀는 중세 복식 **재현**에 성공했다.

4. 관리번호

중 管理编号
영 Control Number

제조 단위를 부여할 수 없는 자재 등을 관리하기 위하여 부여한 번호이다.

为无法赋予生产批号的材料等进行管理而设定的编号。

단위【名】单位
부여하다【动】赋予

① 이번 행사의 조는 열 명 **단위**로 구성했다.
② 사장은 가장 믿을 만한 직원에게 중요한 임무를 **부여**했다.

5. 교반기

중 搅拌机
영 Stirrer

제조 과정에 사용되거나 제조 과정 중에 획득되는 제품 또는 물품이 부합해야 하는 요건을 상세하게 기술한 목록이다.

在制造过程中使用或制造过程中获得的产品或物品应符合要求的详细描述的列表。

① 이 논문은 한국어의 역사를 **상세**하게 다루고 있다.
② 과학자들은 여러 가지 개념을 사용하여 자연 세계를 **기술**하였다.

6. 기능 규격서

중 功能规格书
영 Functional Specifications

컴퓨터화 시스템이 컴퓨터 연관 시스템의 기능 요구 사항을 만족시킬 방법에 관한 내역서이다.

说明计算机化系统如何满足计算机相关系统功能需求的文件。

① 사적인 친분을 공적인 일에 **연관** 짓지 마라.
② 자세한 비용**내역서**를 제공해 드리겠습니다.

7. 기능시험

중 功能测试
영 Functional Testing

의도된 기능을 실행하는 소프트웨어나 시스템 또는 시스템 구성요소를 검증하는 과정이다.

验证软件,系统或系统组件执行预定功能的过程。

① 모든 전력 **시스템**의 작동은 모두 정상이다.

词汇어휘

상세하다【形】详细
기술하다【动】记述

연관【名】关联
내역서【名】明细单

시스템【名】系统

词汇 어휘

8. 기능적 요구사항

중 功能性要求
영 Functional Requirement

컴퓨터 연관 시스템이 실행해야 하는 기능에 관해 서술한 내역서이다.

关于计算机相关系统必须执行的功能的明细书。

연관【名】相关
내역【名】细目

① 사람의 성격은 생활 환경과 **연관** 관계가 있다.
② 가계부에 수입과 지출 **내역**을 기입하다.

9. 기대 수율

중 预期收益率
영 Expected Yield

화학 반응에 있어 화학 양론적으로 계산된 생성물의 이론량에 대해 실제로 얻을 것으로 기대하는 양의 비율이다.

化学反应中通过化学计量学来计算产物的理论量与实际期望获得的量之比。

이론【名】理论
얻다【动】得到

① 실천이 따르지 않는 **이론**은 탁상공론에 지나지 않는다.
② 여행에서 삶의 지혜를 **얻다**.

10. 교정

중 校准
영 Calibration

특정 계측장치 또는 장치의 측정 결과를 참조 또는 표준 물질과 비교하였을 때 적절한 측정 범위에서 규정 기준 이내에 있다.

指将特定测量装置或仪器的测量结果与参照或标准物质比较，确认其在规定标准范围内的过程。

① 지진계로 지진 강도를 **계측**하다.
② 이 제품은 활용 **범위**가 아주 넓다.

11. 동결건조 주사제

중 冻干注射剂
영 Freeze-drying Injection

제품을 동결시킨 다음 진공 상태에 두어 얼음이 액체상을 거치지 않고 고체에서 바로 기체가 되도록 해 제품에서 수분을 제거한 주사제이다.

将产品冻结后置于真空状态,使冰直接从固态升华为气态以除去水分的注射剂。

① 이 액체는 **동결** 속도가 매우 빠르다.
② **진공** 상태를 이용하면 물건을 오래 보관할 수 있다.

12. 동시적 밸리데이션

중 同步验证
영 Concurrent Validation

판매를 목적으로 제품을 생산하는 도중에 실시하는 밸리데이션이다.

在为销售目的生产产品的同时进行的验证。

① 복사를 하는 **도중**에 기계가 멈췄다.

词汇어휘

계측【名】计量
범위【名】范围

동결【名】冻结
진공【名】真空

도중【名】途中

词汇어휘

13. 로트 번호

중 批号
영 Lot Number

일정한 제조 단위분에 대하여 제조관리 및 출하에 관한 모든 사항을 확인할 수 있도록 표시된 번호로서 숫자, 문자들을 조합한 것이다.

为确认某一制造单位的生产管理及出货相关的所有事项而标示的由数字,字母组合成的编号。

출하【名】出货
조합하다【动】组合

① **출하**가 늦어져 납기일에 물건을 보내지 못했다.
② 여러 가지 부품을 **조합**하여 시계를 만들다.

14. 멸균

중 灭菌
영 Sterilisation

살아있는 미생물이 없는 제품을 만들기 위해 사용하는 검증된 공정이다.

为获得没有活着的微生物产品所采用的验证过的工艺。

미생물【名】微生物
공정【名】工序

① 이 **미생물**은 유해한 오염 물질을 분해한다.
② 생산은 **공정** 순서에 따라야 한다.

15. 무균 충전

중 无菌充填
영 Aseptic filling

개별적으로 멸균된 제품이 멸균된 마개와 용기를 사용하여 중요

공정 구역에서 충전되고 포장되는 공정이다.

将分别灭菌的产品用灭菌的瓶盖和容器,在关键工艺区充填并包装的工艺。

① 회사는 철저한 **멸균**과 소독 과정을 거친 우유를 판매한다.
② 남은 술을 보관하기 위해 **마개**를 찾고 있다.
③ 플라스틱 **용기**는 가벼우나 열에 약하다.

词汇 어휘

멸균【名】杀菌
마개【名】盖子
용기【名】容器

16. 무균 보증 시스템

중 无菌保证系统
영 Sterility Assurance System

제품의 무균성을 보증하기 위한 장치들의 총합이다.

用于保证产品无菌性的装置的总和。

① 여기에 정품 **보증**이 있으니 믿고 구매하세요.
② 판매량의 **총합**을 계산하다.

보증【名】保证
총합【名】总合

17. 무균성

중 无菌性
영 Sterility

살아있는 개체가 없음을 의미한다.

指不存在任何活的生物体。

① 이 토기는 투박하지만 현대적 감각이 **살아있다**.

살아있다【动】活着

18. 무균성 보증 수준

중 无菌保证水平
영 Sterility assurance level

제품의 한 제조 단위가 무균일 확률이다.

指产品某一生产单位为无菌的概率。

확률【名】概率

① 검사 결과, 그녀가 시력을 회복할 **확률**은 아주 낮았다.

19. 무균 제제

중 无菌制剂
영 aseptic preparation

오염을 막기 위해 만들어진 미생물이 없는 의약 제품이다.

为防止污染而制成的不含微生物的医药产品。

오염【名】污染

① 이 지역은 지하수 **오염**이 심각한 상태이다.

20. 밀폐

중 密闭
영 Containment

생물학적 인자 또는 기타 물질을 일정 공간 내로 제한하는 행위이다.

指将生物因子或其他物质限制在特定空间内的行为。

인자【名】因素
행위【名】行为

① 여러 화학적 **인자**를 조합하여 새로운 물질을 개발하다.
② 신호를 위반하는 것은 법규 위반 **행위**이다.

词汇어휘

21. 반응기

중 反应器
영 Reactor

화학 반응을 진행시키기 위해 사용하는 기구이다.

用于进行化学反应的装置。

① 금속에 산소가 닿으면 산화 **반응**이 일어난다.

반응【名】反应

22. 방부제

중 防腐剂
영 Antiseptic

미생물을 사멸하는 것이 아니라 성장과 발달을 저해하는 물질이다.

不是杀死微生物,而是抑制其生长和繁殖的物质。

① 환경오염으로 많은 동식물들이 **사멸**하다.
② 고용난은 기업의 발전을 **저해**한다.

사멸【名】死灭
저해하다【动】阻碍

23. 방사선 멸균

중 放射线灭菌
영 Radiation Sterilization

방사선이나 전자파의 조사에 의한 멸균. 식품, 의약품 등의 멸균에 이용된다.

通过照射放射线或电磁波进行的灭菌。用于食品,药品等的灭菌。

① 어떤 원소들은 자체적으로 **방사선**을 방출할 수 있다.
② 전기를 지닌 입자가 움직이면 **전자파**가 발생하게 된다.

방사선【名】放射线
전자파【名】电磁波

词汇어휘

24. 방사성 의약품

중 放射性药品
영 Radiopharmaceutical

방사선 동위 원소를 함유하여 제조된 질병의 진단, 치료 등의 목적으로 사용되는 의약품이다.

含有放射性同位素制成的,用于疾病诊断和治疗等目的的药品。

동위【名】同位
함유하다【动】含

① 방사선 **동위**원소 측정법으로 연대를 확인하다.
② 이 음료는 비타민이 **함유**되어 있어 인기가 높다.

25. 배치(로트)

중 批(批次)
영 Batch(Lot)

동일한 사이클을 갖는 제조공정으로 단일 제조 지시에 의해서 제조된 균질한 품질의 약물의 일정한 분량을 의미한다.

指通过具有相同生产周期的制造工艺，根据单一生产指令生产的具有均一质量的药物的一定数量。

지시【名】指示
균질【名】均質

① 약은 약사의 **지시**에 따라 복용해야 한다.
② 크기가 같고 성분도 **균질**하다.

26. 배합

중 配制
영 Compounding

완제 의약품을 생산하기 위하여 벌크 원료 의약품을 다른 벌크 원료 의약품 또는 하나 이상의 부형제와 결합하는 과정이다.

为生产成品药而将散装原料药与其他原料药或一种以上的辅料混合的过程。

① 형은 대학생이라 생각하는 게 **다르다**.
② 한글은 자음과 모음이 **결합**하여 글자가 된다.

다르다【形】不同
결합하다【动】结合

27. 밸리데이션

중 验证
영 Validation

특정 공정, 특정 방법 또는 시스템이 사전 설정된 허용기준에 부합하는 결과를 일관되게 만들어 낸다는 점을 보증하는 문서화된 프로그램이다.

证明特定工艺,方法或系统能持续产生符合预定标准结果的书面化程序。

① 이 주차장은 아파트 거주자에 한해 주차가 **허용**된다.
② 바른말을 하는 것은 그의 **일관**된 태도이다.
③ 공식 기관의 **보증**을 받다.

허용【名】容许
일관되다【动】一贯
보증하다【动】保证

28. 보관용 검체

중 留样
영 Retention sample

완제품 제조 단위에서 채취한 포장이 완료된 개체의 검체이다.

从成品生产批次中抽取的已完成包装的个体的检查。

① 식물 표본을 만들기 위해 식물을 **채취**하였다.

채취하다【动】采择

词汇 어휘

29. 밸리데이션 실시 계획서

중 验证实施计划书
영 Validation Protocol

밸리데이션을 수행하는 절차를 기술한 문서이다.

这是描述执行验证步骤的文件。

기술하다【动】记叙

① 과학자들은 여러 가지 개념을 사용하여 자연 세계를 **기술**했다.

30. 불순물

중 杂质
영 Impurity

중간체 또는 API에 존재하는 바람직하지 않은 모든 성분이다.

存在于中间体或原料药（API）中的一切不希望存在的成分。

바람직하다【形】可取
성분【名】成分

① 그 영화의 내용은 교육적 측면에서 **바람직하다**.
② 수입 농산물에서 농약 **성분**이 검출되었다.

31. 불활성 성분

중 惰性成分
영 Inactive ingredient

활성 성분 이외의 모든 원료를 의미한다.

指除活性成分外的所有原料。

원료【名】原料

① 이 물건은 비누를 생산하는 주**원료**이다.

32. 생물학적 인자

중 生物因子
영 Biological Agents

병원성 여부와 상관없이 유전공학적 미생물, 세포 배양액, 내부 기생충을 포함하는 미생물이다.

包括无论是否具有致病性的基因改造微生物、细胞培养液以及体内寄生虫的微生物。

① 농업 기술의 발전을 위한 인력의 **배양**이 절실하다.

33. 설계 적격 평가

중 设计合格评价
영 Design Qualification(DQ)

시설, 시스템, 설비의 설계안이 목적 용도에 적합함을 확인하여 문서화하는 절차이다.

这是确认设施、系统、设备的设计案适合目的用途后进行文件化的程序。

① 중국 남부는 벼농사에 **적합**한 기후를 가지고 있다.
② 이 은행은 계좌를 만드는 **절차**가 다른 곳에 비해 다소 복잡하다.

34. 설치 적격성 평가

중 安装合格性评价
영 Installation Qualification(IQ)

설치 또는 변형된 상태의 시설, 시스템, 설비가 승인된 설계 문서 및 제조업체의 권고 사항에 부합함을 확인하여 문서화하는 절차를 말한다.

词汇어휘

배양【名】培植

적합하다【形】适合
절차【名】程序

确认安装或改造后的设施,系统或设备符合批准的设计文件及制造商建议并文件化的程序。

권고【名】劝告 ① 그는 의사의 **권고**로 담배를 끊었다.

35. 성능 적격성 평가

중 性能合格性评价
영 Performance Qualification(PQ)

기계, 설비 또는 시스템이 설정된 품질기준에 맞게 제품을 제조할 수 있는지를 검증하고 문서화하는 것이다.

验证并记录机器,设备或系统能否按照设定的质量标准生产产品。

맞다【动】正确 ① 우리 사무실의 온도와 습도는 근무하기에 딱 **맞다**.

36. 수득량

중 获得量
영 Actual Yield

제조 공정에서 실제로 얻은 양을 말한다.

指制造过程中实际获得的数量。

실제【名】实际 ① 그는 **실제** 나이보다 젊게 보인다.

37. 수율

중 收率
영 Yield

이론 생산량에 대한 실생산량의 백분율이다.

指实得量占理论产量的百分比。

① 생산 효율과 **수율**을 향상했다.

수율【名】收率

38. 오염

중 污染
영 Contamination

생산, 검체 채취, 포장 또는 수송 시 원료약품, 중간체, API에 화학적, 생물학적 성질의 불순물이나 이물질이 들어가는 것이다.

在生产,取样,包装或运输过程中,原料药,中间体或API被混入化学或生物性质的不纯物或异物。

① 일반 소금은 물에 타 **불순물**을 가라앉혀 사용한다.
② 가능하면 음식물 및 **이물질** 샘플을 증거로 보관해라.

불순물【名】杂志
이물질【名】杂质

39. 완전성 시험

중 完整性试验
영 Integrity test

필터 시스템의 기능적인 성능을 확인할 목적으로 수행하는 시험이다.

为确认过滤系统功能性能而进行的试验。

① 이번 한파 전에 집 난방 **필터**를 갈아야겠다는 생각이 문득 났다.

필터【名】滤器

词汇어휘

40. 원본 자료

중 原始资料
영 Raw data

관찰 및 행위의 결과로 만들어진 작업서, 기록서, 메모, 노트 혹은 그 복사물을 말한다.

指由观察或操作产生的作业书,记录书,备忘录,笔记或其复印件。

관찰【名】察看
혹은【副】或者

① 그녀는 예리한 **관찰**을 통하여 문제점을 정확히 지적했다.
② 나는 10년 **혹은** 20년 동안 외국에 나가 있을 생각이다.

41. 위탁 생산

중 委托生产
영 Contract Manufacturing Organization(CMO)

제조업체의 의뢰를 받아 제품을 생산해 주는 위탁 생산 전문 공장이다.

接受制药企业委托而代为生产产品的专业生产工厂。

의뢰【名】委托
위탁【名】托付

① 나는 강연 **의뢰**를 받았으나 오랜 고민 끝에 거절하였다.
② 주인에게 그 물건 **위탁**을 받고 보관 중이다.

42. 용매

중 溶剂
영 Solvent

중간체 또는 API 제조 시에 용액 또는 현탁액의 조제를 위한 매개체로 사용되는 무기 또는 유기성 액체이다.

在中间体或API生产中用作溶液或悬浮液配制介质的无机或有机液体。

유기성【名】有机性

① **유기성**이 없는 암석도 자연적인 운동을 한다.

词汇어휘

43. 위해 분석

중 危害分析
영 Risk Analysis

설비 또는 공정의 기능 부분에서 주요 변수를 평가하고 특성을 파악하는 방법이다.

在设施或工艺功能部分评估主要变量并识别其特性的分析方法。

① 그의 내막은 아주 **파악**하기 어렵다.

파악하다【动】把握

44. 위해성 평가

중 风险评估
영 Risk Assessment

리스크 관리 과정 내에서 리스크 관련 의사 결정을 뒷받침하기 위해 정보를 정리하는 체계적 과정이다.

在风险管理过程中,为风险相关决策提供依据而整理信息的系统性过程。

① 여기 저의 주장을 **뒷받침**할 확실한 증거가 있다.

뒷받침하다【动】后盾

45. 의약품 제조 및 품질 관리기준

중 药品制造与质量管理规范
영 Good Manufacturing Practices(GMP)

허가사항 또는 시험규격에 의해 요구되고 사용 목적에 적합하도

词汇어휘

록 하는 품질 기준들에 따라 제품이 일관되게 생산되고 조절되고 있음을 보증하는 품질보증의 일부이다.

这是根据许可事项或试验规格要求,根据符合使用目的的质量标准,保障产品一贯生产和调节的质量保证的一部分。

일관되다【动】一贯
보증【名】保证

① 영화가 박진감 넘치는 장면으로 **일관**되다.
② 나는 그의 **보증**으로 취업을 할 수 있었다.

46. 의약품 유통 관리기준

중 医药品流通管理标准
영 Korean Good Supplying Practices(KGSP)

의약품 유통 과정에서의 안전성과 유효성을 보장하기 위한 제도를 말한다. 모든 의약품의 유통업체는 규정에 따르게 되어 있다.

确保药品流通过程安全性和有效性的制度。 所有药品的经销企业都按照规定进行。

따르다【动】跟上

① 옛사람들의 지혜를 그대로 **따르다**.

47. 이론 수율

중 理论收率
영 Theoretical yield

원료 약품의 투입량으로부터 이론적으로 계산된 반제품 또는 완제품의 양을 말한다.

指从原料药投料量理论计算的半成品或成品量。

투입【名】投进

① 이 세탁기에는 세제 자동 **투입** 장치가 내장되어 있다.

48. 일탈

중 偏差
영 Deviation

제조 또는 품질관리 과정에서 미리 정해진 기준을 벗어나 이루어진 행위를 말한다.

指在制造或质量管理过程中偏离预先设定标准而进行的行为。

① 순발력 있는 연기력으로 위기를 **벗어나다**.
② 선진 기술을 채택하여 경제의 고속 성장을 **이루다**.

词汇어휘

벗어나다【动】脱离
이루다【动】做成

49. 충전

중 充填(胶囊化)
영 Encapsulation

의약품을 투입하여 캡슐 형태로 만드는 것이다.

将药物填充制成胶囊形态的过程。

① 이 장치는 무선 **충전**이 돼서 케이블이 필요 없다.

충전【名】充填

50. 타정

중 压片
영 Tableting

의약품을 압축하여 일정한 모양으로 만드는 일이다.

将药物压制成一定形状的固体制剂的过程。

① **압축** 공기는 산업 분야에서 유용하게 쓰인다.

압축【名】挤压

词汇어휘

51. 표준 작업 지침서

중 标准作业指导书
영 Standard operating Procedure(SOP)

작업 수행에 관한 지시사항을 제시하는 승인된 절차 문서이다.

是指对作业执行提出指示事项的经批准的程序性文件。

승인【名】承认

① 이 문서는 상사가 사인한 다음에 **승인**된다.

52. 품질 체계

중 质量体系
영 Qualtity System

품질 방침을 이행하고 품질 목표 달성을 위한 시스템을 구성하는 모든 부분의 합을 말한다.

是为贯彻质量方针并实现质量目标而构成系统的所有部分的总和。

방침【名】方针
합【名】一共

① 에너지 절약을 위한 정부의 **방침**에 따라 냉방 온도가 제한되었다.
② 삼각형의 꼭짓점의 각의 **합**은 180도이다.

53. 품질 관리

중 质量管理
영 Quality Control

규격에의 부합 여부에 대한 점검 또는 시험이다.

是对是否符合规格进行检查或试验的活动。

점검【名】点验

① 직접 현장에 가서 작업을 **점검**하다.

54. 품질 보증

중 质量保证
영 Quality Assurance

모든 API가 목적 용도에 필요한 품질을 갖추며 품질 시스템이 유지되도록 하기 위한 목적으로 이루어진 조직화된 체계의 총합이다.

是为了确保所有原料药（API）具备其预定用途所需的质量，并保证质量体系得以维持而建立的组织化体系的总和。

① 사회는 사회에 참여하고 있는 각 구성원의 관계에 의해 **유지**된다.
② 그 **총합**에 담긴 유권자들의 일반의지는 늘 옳았다.

55. 현탁액

중 混悬液
영 Suspension

액체에 고체 미세 입자가 분산한 부유계를 말한다.

是指固体微粒分散在液体中的悬浮体系。

① 그 수량이 극히 **미세**하여 거론할 가치도 없다.
② **분산** 투자를 통해 위험을 줄이다.

56. 회고적 밸리데이션

중 回顾性验证
영 Retrospective Validation

이미 시판 중에 있는 제품의 공정에 대하여 축적된 제조, 시험, 관리 데이터를 근거로 실시하는 밸리데이션이다.

词汇 어휘

유지되다【动】保持

미세【动】细微
분산【动】分散

词汇 어휘

是指根据对已上市产品积累的制造、检验和管理数据为根据进行的验证。

공정【动】进程
축적【动】积蓄

① 이 제조 **공정**은 생략해도 된다.

② 대다수 독소는 인체 내에 **축적**될 수 있다.

예문 해설

1단계

1. 흡수, 분포, 대사, 배설

① 보통의 물질은 거의 선택 **흡수**한다.
→ 一般的物质几乎都是选择性吸收的。

② 인구 **분포**는 밀집 정도를 나타내는 지표이다.
→ 人口分布是密集程度的指标。

③ **배설**은 혈액의 정화와 무기 염류 농도 조절에 중요하다.
→ 排泄对于血液的净化和无机盐浓度的控制至关重要。

④ **독성**이 있는 열매는 먹으면 위험하다.
→ 有毒的果实吃了很危险。

2. 아데노신3인산

① **세포** 치료제 제작을 위해서는 환자의 백혈구 채취가 필요하다.
→ 为了制作细胞治疗剂,需要采集患者的白血球。

② 태양 **에너지**를 이용하는 자동차가 생산되었다.
→ 生产了利用太阳能的汽车。

3. 혈액 뇌 관문

① **혈액** 순환이 되면 피가 더 깨끗해진다.
→ 血液循环使血液更加干净。

② 담배 연기의 화학 물질은 혈관 **내피**를 손상시킨다.
→ 烟气中的化学物质会损伤血管内皮。

③ 아무리 봐도 그는 성격이 **치밀하다**.
→ 不管怎么看,他性格很缜密。

4. B형 간염

① 이 컴퓨터는 바이러스에 **감염**이 되어서 수리해야 한다.
→ 这台电脑染上病毒了,需要修理。

② 물집을 함부로 터뜨리면 **염증**이 생길 수도 있다.
→ 如果随便打水泡,可能会发炎。

5. 상보적 DNA

① 사람들은 수면 상태에서 **성장 호르몬**이 많이 분비된다.
→ 人们在睡眠状态下大量分泌生长激素。

② 기준치를 초과하는 **대장균**이 검출되었다.
→ 检出大肠杆菌超标。

6. C형 간염

① 이번 화재의 **원인**은 아이들의 불장난이었다.
→ 这次火灾的原因是孩子们在玩火。

② 그 환자는 출혈이 심하여 수술 도중 **수혈**을 받아야 했다.
→ 那个病人失血严重, 手术过程中需要接受输血。

③ 심장은 온몸에 **혈액**을 공급한다.
→ 心脏给全身供血。

7. 인간면역결핍 바이러스

① **후천성** 뇌성마비는 어떻게 발생합니까?
→ 后天脑瘫是怎么形成的呢?

② 꿀은 **면역력**을 높여주는 천연 건강 보조제다.
→ 蜂蜜是一种天然补品, 管提高免疫力。

③ 조직 검사 결과 악성 **종양**으로 판명되다.
→ 从组织检查的结果来看, 是恶性肿瘤。

8. 생체 외

① 담배의 **유래**를 아는 사람은 그리 많지 않다.
→ 知道香烟由来的人并不多。

② 이 옷감은 **조직**이 치밀하다.
→ 这块衣料织得很密。

9. 생체 내

① 신약이 **탁월한 임상** 효과를 나타내다.
→ 新药表现出卓越的临床效果。

② 심리학에는 **임상**심리와 심리상담이 있다.
→ 心理学有个叫临床心理学和 咨询心理学。

10. 연구용 신약(IND)

① **신약**으로 병이 나았다.
→ 用神药治好了病。

11. 연구성 신약 출원(IND application)

① 이 약품은 아직 **안전성**이 확인되지 않았다.
→ 这种药品的安全性还没有得到确认。

② 식약청은 **유효성**과 안전성 검토가 끝나지 않은 제품에 대해 반입을 허락하지 않았다.
→ 食品药品安全厅不允许销售尚未完成有效性及安全性检查的产品。

③ 과장에게 이틀 동안 휴가를 **신청하다**.
→ 向科长请两天假。

12. 가교시험

① 그의 성공 **요인**은 성실한 생활 태도이다.
→ 他成功的主要因素源于诚实的生活态度。

② 이론을 실제에 **적용하다**.
→ 把理论应用于实际。

③ 초등학교에서 학교 급식을 **실시하다**.
→ 在小学中实施了学校供餐。

13. 마이크로 RNA

① 생물 유전자 **발현**.
→ 基因表现。

② 힘만으로 아이들을 **제어**해서는 안 된다.
→ 不可以只用武力制服孩子。

14. 신약 신청(NDA)

① 그들은 이미 준비를 **완료하고** 출동 명령만 기다리고 있다.
→ 他们已经准备好了，只等出发的命令。

② 저에게 말해 주시면 제가 **취합해서** 전달하도록 하겠습니다.
→ 跟我说的话，我会收集后传达下去的。

③ 4년 동안 몇 학점을 **취득**해야 졸업할 수 있나요?
→ 四年内要获取多少学分才可以毕业?

15. 신물질

① 촉매 반응의 속도는 촉매제의 농도와 **활성**에 따라 달라진다.
→ 催化反应的速率取决于催化剂的浓度和活性。

② **유도체**는 유기화학에서 매우 중요한 개념이다.
→ 衍生物是有机化学中一个很重要的概念。

16. 작은 간섭 리보핵산

① 양성 물질은 산과 **염기** 둘 다에 반응한다.
→ 两性物质既能跟酸反应，又能跟碱反应。

② 수소 원자 둘에 산소 원자 하나가 **결합**하면 물이 만들어진다.
→ 两个氢原子与一个氧原子结合成水。

③ 모유는 필수 아미노산과 같은 **단백질**의 함량이 높다.
→ 母乳中必需氨基酸等蛋白质含量很高。

17. 개량신약

① 의사소통에 있어 언어의 **유용성**을 의심하는 사람은 없다.
→ 没有人会怀疑语言在沟通中的有用性。

② 의사의 약제나 의학적 조언을 환자가 따르는 정도를 **순응도**라고 한다.

→ 患者听从医生药剂或医学建议的程度被称为顺应度。

③ 농학을 전공한 그는 요새 배추의 **개량**에 몰두하고 있다.

→ 学习农业的他最近专注于改良白菜的品种。

18. 경구투여

① 의사는 환자에게 해독제를 **투여**했다.

→ 医生给病人注射了解毒剂。

② 섬유질은 위의 소화액으로는 잘 **분해**되지 않는다.

→ 纤维用胃酸是不容易分解的。

③ 이온음료는 물보다 체내에 빠르게 **흡수**된다고 한다.

→ 据说电解质饮品比水更容易被人体吸收。

19. 고지혈증

① 살을 빼려면 유산소 운동으로 체내의 **지방**을 연소시켜야 한다.

→ 想要减肥的话，需要通过有氧运动来燃烧体内的脂肪。

② 물집을 함부로 터뜨리면 **염증**이 생길 수도 있으니 조심하십시오.

→ 刺破水疱容易引发炎症，一定要小心。

20. 광학이성질체(카이랄)

① 불행한 일이 한데 **겹치다**.

→ 不幸的事都赶在了一起。

② 물 **분자**는 수소 원자 두 개와 산소 원자 하나가 결합하여 만들어진다.

→ 水分子由两个氢原子和一个氧原子组成。

21. 근육투여

① **근육**은 우리 몸에 에너지원을 만들고 태우는 역할을 한다.

→ 肌肉的作用是制造并燃烧我们的身体能量。

② 그 회사는 막대한 돈을 **투입**하여 해외 지사를 설립했다.

→ 那家企业斥巨资设立了海外分公司。

22. 기전

① **생체** 실험에 쥐를 이용하다.

→ 用老鼠做活体试验。

② 이번 사건이 그에게 불리하게 **작용**할 것이다.

→ 此事件对他将产生负面影响。

23. 길항작용

① 두 사람은 **상반된** 성격을 가졌다.

→ 两个人性格相反。

② **상쇄하다**는 상반되는 것이 서로 영향을 주어 효과가 없어지는 것을 뜻한다.

→ 抵消是指相反的东西相互影响而失去效果。

24. 단백 결합

① 급히 필요한 **혈장**을 제공하다.

→ 提供急需的血浆。

② **약효**를 확인하기 위해 동물실험을 실시하다.

→ 为确认药效进行了动物实验。

③ 생물과 무생물은 동일한 우주의 힘을 **발현**한다.

→ 生物和无生物都体现着同一宇宙的力量。

25. 단백질 결정화

① 청소년기는 인격을 **형성**하는 데에 매우 중요한 시기다.

→ 青少年时期是人格形成的最重要的时期。

② 어떠한 경우에도 이번에는 **결정**에 따르기로 합의하였다.

→ 大家一致同意，这次不管在什么情况下都要遵循决定。

26. 단클론항체

① 여성이 남성보다 **면역세포**가 더 많다.
→ 女性的免疫细胞比男性更多。

② 여기에는 **항원** 항체반응 검사와 면역 형광법 두 가지가 있다.
→ 其中包括联免疫反应和免疫荧光法两种。

③ 예방 접종으로 그 병균에 대한 **항체**가 형성되었다.
→ 通过预防接种，产生了那种病菌的抗体。

27. 당뇨병

① 쓴 커피는 위산의 **분비량**을 증가시킬 수 있다.
→ 苦咖啡可以增加胃酸的分泌量。

② 전분은 **포도당**으로 분해될 수 있다.
→ 淀粉可以分解成葡萄糖。

③ 그는 혈중 알코올 **농도**가 기준치 이상으로 나왔다.
→ 结果显示他血液中的酒精浓度超标了。

④ 오수를 함부로 하천에 **배출한** 업체가 적발되었다.
→ 查处了随意向河流排放污水的单位。

28. 대사 안정성

① 신진**대사**가 느리면 비만 등의 건강 문제가 일어나기 쉽다.
→ 新陈代谢慢容易导致肥胖等健康问题。

② 그 자동차는 외관은 훌륭하지만, **안정성**이 별로 좋지 않다.
→ 那款轿车外形虽然很出色，但是稳定性不太好。

29. 대조약

① 옷을 몸에 놓고 **비교**해 보면 크기를 알 수 있다.
→ 你把衣服搁身上比量比量就知道大小了。

② 새로 나온 우유를 **시판**하기 위해 직원들이 나와 있다.
→ 职员们出来销售新上市的牛奶。

30. 독성학

① 너의 이 작품은 약간 줄이는 것이 **바람직하다**.
→ 你这篇文章最好能略加删削。

② 커피를 많이 마시면 카페인 **중독**을 일으킬 수 있다.
→ 喝过多咖啡会引起咖啡因上瘾。

③ 경제 발전에는 일정한 **메커니즘**이 있다.
→ 经济发展有一定的变化规律。

31. 독소

① 지구상의 **생물체**는 기후와 환경에 맞게 진화했다.
→ 地球上的生物体随气候和环境的变化而进化。

② 이 약은 **독성**이 있으니 주의 사항을 잘 지켜야 합니다.
→ 该药具有毒性，所以要遵守注意事项。

32. 리보자임

① **효소**는 화학 반응의 효율을 높이는 데 사용할 수 있다.
→ 酶可以用来提高化学反应的效率。

② **합성** 섬유는 천연 섬유보다 질기다.
→ 合成纤维比天然纤维有韧性。

33. 리포좀

① **인지질**은 세포막의 주요 구성 요소이다.
→ 磷脂是细胞膜的主要成分。

② 발전소에서는 전기를 생산하여 각 가정에 **전달한다**.
→ 发电厂生产电能，把它输送到各家庭。

34. 만성독성

① 그는 열심히 공부하더니 **단기간** 내에 성적이 크게 올랐다.

→ 他努力学习，结果学习成绩在短期内得到了大幅提高。

② **장기간** 사용하기에 적합한 제품을 찾고 있다.

→ 正在寻找一款适合长期使用的。

35. 면역독성

① **반복** 훈련으로 선수들의 기술이 좋아졌다.

→ 通过反复训练, 选手们的技术好起来了。

② 대부분의 질병은 우리 몸의 **면역** 기능이 약화되었을 때 생긴다.

→ 大部分疾病是在我们体内的免疫功能降低时发生的。

③ 금속에 산소가 닿으면 산화 **반응**이 일어난다.

→ 金属接触氧气时，会发生氧化反应。

36. 면역증강제

① 세균이 인체에 병을 **일으킨다**.

→ 细菌引起人体疾病。

② 이 약은 정신을 안정시키고 기억력을 **증강**시키는 약이다.

→ 这是一种安神补脑的药。

37. 바이러스

① 쌍둥이도 자세히 보면 얼굴이 **다르다**.

→ 仔细看的话，双胞胎的脸也不一样。

② 회충은 사람 몸에 **기생**하여 산다.

→ 蛔虫寄生在人体内生存。

38. 바이러스 벡터

① 기생충은 다른 개체의 몸을 **숙주**로 삼아 생존한다.

→ 寄生虫以其他个体为寄主生存。

② 실리카겔(silica gel)은 가장 좋은 촉매 **운반체** 중의 하나이다.

→ 硅胶是良好的催化剂载体之一。

③ 그는 미술의 이미지 기법을 연극에 **도입**하고자 애쓰고 있다.

→ 他努力把美术中的肖像技法引入到戏剧中。

39. 바이오시밀러

① 4년 동안 몇 학점을 **취득**해야 졸업할 수 있나요?

→ 四年内要获取多少学分才可以毕业?

② 현대 여성일수록 남성과의 인격적 **동등성**을 주장한다.

→ 现在的女人越来越追求与男性的人格平等。

③ 구체적인 자료를 통해 학설이 **입증되다**.

→ 通过具体的资料，学说得到了证明。

40. 반응속도상수

① 스프링의 진동수는 질량 및 탄성 **상수**에 따라 다르다.

→ 弹簧的振动频率取决于其质量和弹性常数。

② 능력의 차이는 성별과 **무관하다**.

→ 能力的差别和性别无关。

③ 가구를 바꾸니까 방의 분위기가 **달라졌다**.

→ 把家具换了一下，房间的气氛就不一样了。

41. 배아줄기세포

① 중국에는 독특한 차 문화가 **형성**되었다.

→ 中国形成了独特的茶文化。

② 현미경을 통해 세균의 **증식** 과정을 관찰해 봅시다.

→ 通过显微镜来观测细胞的繁殖过程吧。

③ **면역학**은 과학자들의 주요 연구 대상이다.
→ 免疫学是科学家们主要的研究对象。

④ 이 약은 장기간 복용하면 중독에 빠질 **위험성**이 높다.
→ 如果长期服用此药，有中毒的危险。

42. 배양

① 여기는 물이 깊지 않아 아이들이 놀기에 **적당하다**.
→ 这里水不深，适合孩子们玩儿。

② 줄기세포의 **인공적** 배양은 모든 인류의 바람이다.
→ 人工培养干细胞是全体人类的愿望。

③ 앞차와의 간격을 고려하여 속도를 **조절하다**.
→ 调整速度，与前面的车保持间距。

43. 백신

① 진통제는 일시적으로 고통을 **경감**하는 약이다.
→ 镇痛剂是一种暂时缓解疼痛的药物。

② 매운 것은 위에 **자극**을 준다.
→ 辣的东西对胃产生刺激。

44. 분자 모델링

① **분자**가 분모보다 큰 분수를 가분수라고 한다.
→ 分子比分母大的分数叫假分数。

② 부모나 형제는 어린이의 **모방**의 대상이 된다.
→ 父母或者兄弟成了小孩儿模仿的对象。

45. 생식독성시험

① 하마는 세계에서 가장 큰 육상 초식성 **포유류** 중 하나다.
→ 河马是世界上最大的陆生草食性哺乳动物之一。

② **생식**은 생명의 기본 특징 중의 하나이다.
→ 生殖是生命的基本特征之一。

③ 탄광 붕괴 사고의 원인은 반드시 조사하여 **규명**되어야 한다.
→ 煤矿塌方的事故原因必须查究。

46. 생체이물

① 이 지역에서는 주로 복숭아와 포도가 **생산**된다.
→ 这个地区主要出产桃子和葡萄。

② 이것은 식품에 넣어서는 안 되는 **첨가물**이다.
→ 这是不可以放进食品里的添加剂。

③ 담배 한 개피에 많은 종류의 **유해 물질**이 함유되어 있다.
→ 一支香烟里含有多种有害物质。

47. 선도물질

① 좋은 **치료적** 관계가 치료의 성공에 필수적이라고 믿는다.
→ 认为良好的治疗关系对治疗的成功至关重要。

② 촉매 반응의 속도는 촉매제의 농도와 **활성**에 따라 달라진다.
→ 催化反应的速率取决于催化剂的浓度和活性。

48. 성장인자

① 이 보통우편은 이미 **중량**을 초과하였다.
→ 这封平信已经超重了。

② 기름은 물과 섞이지 않는 **성질**이 있다.
→ 油具有不与水相融的性质。

49. 세포내 수송

① 모유는 필수 **아미노산**과 같은 단백질의 함량이 높다.
→ 母乳中必需氨基酸等蛋白质含量很高。

② 귀향 인파를 **수송하다**.

→ 运送回乡探亲人员。

③ 나트륨 이온이 염소 **이온**과 화합하면 염화나트륨이 된다.
→ 钠离子和氯离子反应，形成氯化钠。

50. 세포독성

① 대부분의 질병은 우리 몸의 **면역** 기능이 약화되었을 때 생긴다.
→ 大部分疾病是在我们体内的免疫功能降低时发生的。

② 이 이야기가 **의미**하는 것은 가족의 소중함이다.
→ 这个故事提醒大家要珍惜家人。

51. 세포배양 의약품

① 그 회사는 자체 기술력으로 항공기를 **제조**했다.
→ 该公司凭借自身的技术制造飞机。

② 이것이 태양열을 **이용**하여 주택을 난방하는 시설이다.
→ 这是利用太阳能为住宅供暖的设施。

52. 세포치료제

① 휴대전화 **동종**업체 간의 경쟁이 날이 갈수록 치열해지고 있다.
→ 手机同业间的竞争日益激烈。

② 땀을 흘리면 열량을 **체외**로 배출시킬 수 있다.
→ 出汗可以把热量排出体外。

③ 몸에 이롭지 않은 세포일수록 빠르게 **증식**하는 경우가 많다.
→ 越是对身体无益的细胞往往繁殖得越快。

④ 우리는 전문가의 **진단**을 받고 문제를 해결하기로 했다.
→ 我们决定听取专家的意见后解决问题。

53. 안전성 약리 연구

① 치료를 하는 동안에는 환자에게 **투약**이나 수술을 하지 않는다.
→ 治疗期间不会给患者开药或进行手术。

② 그의 **잠재** 능력은 이루 말할 수 없이 뛰어나다.
→ 他的潜在能力极为出色。

54. 소실률

① 우리는 정원의 잡초를 **제거했다**.
→ 我们清除了院子里的杂草。

② 영업의 **지표**를 사원들에게 제시하다.
→ 向员工说明营业方针。

③ 조소 하나하나의 **동태**가 저마다 생동적이다.
→ 一座座的雕塑动态各异，活灵活现。

55. 수소결합

① 모든 물질은 **원자**라는 소립자로 구성되어 있다.
→ 所有的物质都有一种叫原子的粒子构成。

② 물을 전기 분해하면 **수소**와 산소가 발생한다.
→ 水电解产生氢和氧。

56. 숙주

① **유전자**는 현대 과학의 대표적인 연구 대상이다.
→ 基因是现代科学代表性的研究对象。

② 그는 컴퓨터 **조작**에 능숙하다.
→ 他能熟练操作电脑。

57. 신약

① 공장 감독의 **허가** 없이는 취재를 할 수 없다.
→ 没有工厂监工的允许不能采访。

② 그 둘은 형태는 다르지만 **본질**은 같다.
→ 那两者形态不同，但本质相同。

③ 이 물질은 질소와 산소의 **조성**으로 이루어진 것이다.
→ 这种物质由氮和氧组成。

58. 아미노산

① **아미노기**는 유기 화합물이 가지는 작용기의 하나이다.
→ 氨基是有机化合物所具有的官能团之一。

② 단백질은 우리 몸에 꼭 필요한 **화합물**이다.
→ 蛋白质是我们身体必不可少的化合物。

59. 암

① 앞으로는 모든 분야가 전문화되고 **분화**되어야 한다.
→ 将来所有的领域都必须实现专门化和分化。

② 혼자서 사회를 **이탈**해서 살아갈 수 없다.
→ 一个人脱离了社会就不能生活。

③ 사건의 자세한 **경과**는 아직 밝혀져 있지 않다.
→ 还没有查明案件的详细经过。

④ 조직 검사 결과 악성 **종양**으로 판명되다.
→ 从组织检查的结果来看，是恶性肿瘤。

60. 약동학

① 지구는 태양의 주위를 일 년에 한 번씩 **순환**한다.
→ 地球一年围着太阳公转一圈。

② 이온음료는 물보다 체내에 빠르게 **흡수**된다고 한다.
→ 据说电解质饮品比水更容易被人体吸收。

③ 그는 아이의 상처 **부위**에 소독약을 발라 주었다.
→ 他在孩子的伤口处涂了消毒水。

④ 신장은 신진대사로 인한 노폐물을 **배설**한다.
→ 肾脏可以排出新陈代谢产生的废物。

61. 약력학

① 나는 신체적으로 더 이상 될 수 없는 한계점에 **도달**하였다.
→ 我已经跑到了身体的极限。

② 입자들이 암세포 표면에 있는 세포사멸 **수용체**에 달라붙는다.
→ 粒子会粘贴在癌细胞表现的细胞消灭收容体。

③ **약효**를 확인하기 위해 동물실험을 실시하다.
→ 为确认药效进行了动物实验。

62. 약물 대사 효소

① 금속에 산소가 닿으면 **산화** 반응이 일어난다.
→ 金属接触氧气时，会发生氧化反应。

② 파괴된 자연을 현상으로 **환원**시키기는 매우 어렵다.
→ 很难将遭到破坏的自然恢复原状。

③ 이 약은 알코올의 **분해**를 촉진한다.
→ 该药可以促进酒精的分解。

63. 약물상호작용

① 여럿이 돈을 **아울러서** 선물을 준비했다.
→ 几个人把钱凑到一起准备了礼物。

② 그는 먹은 약의 **부작용**으로 소화 장애를 겪었다.
→ 他吃的药有副作用，导致他消化不良。

③ 지구 온난화로 인해 기후에 이상 **현상**이 일어나고 있다.
→ 地球变暖引发了气候异常现象。

64. 약물설계

① 예술은 개인의 **창조적** 활동의 산물이다.
→ 艺术是个人创造性活动的产物。

② 추격을 따돌릴 수 있는 안전한 장소를 **찾다**.
→ 寻找能避开追踪的安全场所。

65. 약물수용체

① **선택적**으로 선진적인 경험을 배우다.
→ 有选择地学习先进经验。

② 고객의 **특정** 정보를 유출하는 것은 법으로 금지되어 있다.
→ 泄露顾客的特定信息受到法律的禁止。

66. 약물 유전체학

① 이 병은 **유전적**으로 발생할 확률이 높다.
→ 这种病是遗传的，发病几率很高。

② 환경오염으로 **변이** 생물들이 증가하고 있다.
→ 由于环境污染，变异生物不断增加。

③ 술과 담배는 각종 질환을 **유발한다**.
→ 烟酒诱发各种疾病。

67. 역가

① 사람의 몸에는 자신도 모르게 쌓인 **독소**가 많다.
→ 人体内有很多不觉间积累的毒素。

② **정량적**인 정보는 수적인 정보를 말한다.
→ 定量信息就是指数据上的信息。

③ **항균력**이 강한 제품에서 조차 상당한 수의 세균이 검출되었다.
→ 即使在抗菌能力强的产品中，也检测到相当数量的细菌。

68. 염

① 산과 염기가 **반응**해 서로의 성질을 잃는 것이 중화이다.
→ 酸与碱反应后失去各自特性就是中和。

② **음이온**은 인체에 유익하다.
→ 负离子对人体有益。

③ 고온 가열을 통해 도자기를 경화 및 **고체화**하다.
→ 通过高温加热使陶器达到硬化和固化。

69. 용량 의존성

① 약을 복용할 때는 반드시 지시된 **용량**을 지키세요.
→ 服药时请务必遵照规定的剂量。

② 그 창고는 수용 능력이 **포화** 상태에 이르렀다.
→ 那座仓库的容纳能力已经达到了饱和状态。

70. 위약 효과

① 겸직은 약간의 경제적 지원을 추가로 **제공**할 수 있다.
→ 兼职可以提供一些额外的经济支持。

② 경기침체가 해를 넘기면서 **호전**되었다.
→ 年后经济停滞有所好转。

71. 유기합성

① **합성**세제를 사용하면 환경오염을 막을 수 있다.
→ 使用洗衣粉可以避免污染环境。

72. 유전독성

① 어떤 원소들은 자체적으로 **방사선**을 방출할 수 있다.
→ 有些元素可以自发地放出射线。

② 통화량이 갑자기 늘어나서 통신 **장애**가 일어났다.
→ 通话量激增造成了通讯杂音、串线等问题。

73. 유전자 표적

① 인간은 자신을 독립된 **개체**로서 인식할 수 있는 존재이다.
→ 人类是一个可以把自己认知为独立个体的存在物。

② 인공 댐 건설은 생태계를 **파괴**하는 것이다.
→ 建设人造大坝破坏了生态界。

74. 유전자 재조합

① 그 중요한 일을 **임의**로 처리할 수는 없다.
→ 那件重要的事情不能随便处理。

② 떨어진 유리 **조각**에 찔리지 않도록 조심하세요.
→ 小心别被摔碎的玻璃片扎着了。

75. 유전자 치료

① 대중매체가 획일화된 가치관을 **주입하다**.
→ 大众媒体灌输相同的价值观。

② 그는 몸에 **이상**을 느끼고 병원을 찾았다.
→ 他感到身体异常，去了医院。

76. 유효성 평가

① **얼마나** 추운지 강이 꽁꽁 얼었다.
→ 天多冷呀，江水都冻得硬梆梆的。

② 평론가들은 이 작품을 최고로 **평가**한다.
→ 评论家把这件作品评为了最佳作品。

77. 의약품

① 위생이 좋지 않은 환경에서는 사람들이 **질병**에 걸리기 쉽다.
→ 卫生环境差，人们很容易得病。

② 응급**처치**를 통하여 그의 의식은 점차 회복되었다.
→ 经过抢救，他的知觉逐渐恢复。

③ 지압서비스가 의료행위에 **해당**하는지 알고 싶다.
→ 想知道指压服务是否是医疗行为。

78. 의약품 동등성시험

① 사료의 종류와 **제형**은 동물마다 다르다.
→ 饲料的种类和配方因动物的不同而有所区别。

② 목공소에서 원목을 다듬어 **제재**를 만들다.
→ 在木材厂对原木进行加工。

③ 현대 여성일수록 남성과의 인격적 **동등성**을 주장한다.
→ 现在的女人越来越追求与男性的人格平等。

79. 이온채널

① 이 지하철 노선은 서울의 동서를 **관통**한다.
→ 这条地铁线横贯首尔的东西部。

② 청소년기는 인격을 **형성**하는 데에 매우 중요한 시기다.
→ 青少年时期是人格形成的最重要的时期。

80. 조직

① 이번 행사의 조는 열 명 **단위**로 구성했다.
→ 本次活动的小组以十人为单位组成。

② 우리 동호회는 두 달에 한 번씩 **모임**을 갖는다.
→ 我们协会每两个日搞一次聚会。

81. 인슐린

① 소화를 위해 위액이 **분비되다**.
→ 分泌胃液用于消化。

② **호르몬**을 투여하는 것도 치료 방법의 하나이다.
→ 使用激素也是治疗方法之一。

③ 전분은 **포도당**으로 분해될 수 있다.
→ 淀粉可以分解成葡萄糖。

82. 인지질화

① 계약서를 사인하면 즉시 효력이 **발생**한다.
→ 合同双方签字后即生效。

② 자동차 수리 비용이 **과도**하게 나왔다.
→ 汽车修理费高得过分。

③ 음식물은 **저장**을 잘해야 상하지 않는다.
→ 食物只有好好贮藏才不会变质。

83. 적응증

① 그 약사는 **약제**의 조제에 대해 매우 신중한 태도를 갖고 있다.
→ 那个药师对配药持非常慎重的态度。

② 인문 과학에는 철학, 사학, 문학 **따위**가 있다.
→ 人文科学包括哲学、史学、文学之类。

84. 전구약물

① 약물 **투여**로 질병을 치료하다.
→ 用药物治疗疾病。

② 나는 조금의 **변화**를 통해 건강을 회복하고 싶다.
→ 我想做点改变，开始养生。

85. 정맥투여

① 연구소에서 새로운 **약물**을 개발하다.
→ 研究所开发新药物。

② **정맥**에 포도당 주사를 놓다.
→ 往静脉里注射葡萄。

③ 일을 **신속히** 처리하다.
→ 迅速处理好事情。

86. 지용성

① 산에 쌓여 있던 눈이 **녹다**.
→ 山上的积雪融化了。

② 기름은 물과 섞이지 않는 **성질**이 있다.
→ 油具有不与水相融的性质。

87. 천연물 의약품

① **용도**에 맞는 연장을 사용해야 한다.
→ 应当按用途使用工具。

② 언니는 **천연** 재료로 직접 화장품을 만들어 사용한다.
→ 姐姐使用自己用天然材料亲手制作的化妆品。

88. 치환기

① 휘발성 **유기** 화합물은 대기 오염의 중요한 원천이다.
→ 挥发性有机化合物是空气污染的重要源头。

② 이 화학반응에서 철 이온은 **치환**되어 나왔다.
→ 在这个化学反应中，铁离子被置换出来了。

89. 특이 체질 반응

① 이 금속은 물과 **접촉**하면 연기가 나고 불이 붙는다.
→ 这种金属一接触水，就会冒烟着火。

② 환절기에는 낮과 밤의 기온 차가 **심하다**.
→ 换季时，昼夜温差大。

90. 표적 치료제

① 그는 몸을 돌려 상대의 **공격**을 피했다.
→ 他闪身躲开了对方的攻击。

② **기존** 제품과 차별화를 시도하다.
→ 试图使之与现有产品有区别。

91. 피부 내 투여

① 그 **백신**은 면역성이 좋아 한 번 접종으로 끝난다.
→ 那种疫苗免疫性很好，接种一次即可。

② **혈청** 검사를 통해 잠복결핵의 존재를 발견할 수 있다.
→ 可以检测出潜伏性肺结核的存在。

③ **약액**은 수액관을 따라 한 방울씩 떨어진다.
→ 药液顺着输液管一滴一滴地往下。

92. 피하 투여

① 그 환자는 **피하** 지방이 내장 지방에 비해 상대적으로 많다.

→ 那个患者皮下脂肪相对比内脏脂肪多。

93. 합성 의약품

① **합성** 섬유는 천연 섬유보다 질기다.
→ 合成纤维比天然纤维有韧性。

② 무엇이든지 **기반**이 튼튼하지 못하면 오래가지 못한다.
→ 不管是什么，只要基础不扎实，就不能长久下去。

94. 항체

① 나는 그에 **대항**할 방법이 있다.
→ 我有方法迎挡他。

② 핵분열로 **생성**된 에너지를 이용하여 동력으로 제공하다.
→ 利用核裂变产生的能量提供动力。

95. 해독

① 그 물질은 사람에게 매우 **유독하다**.
→ 那种物质对人有剧毒性。

② 건전지를 새것으로 **바꾸다**.
→ 调换新电池。

96. 혁신 신약

① 오랜만에 고향에 오니 감회가 **새롭다**.
→ 时隔多年回到故乡，感慨万千。

② 이번 사건이 그에게 불리하게 **작용**할 것이다.
→ 此事件对他将产生负面影响。

③ 부모님의 **승인** 없이는 여행을 갈 수 없다.
→ 父母不同意就不能去旅行。

97. 혈액 제제

① **적혈구**가 부족하면 빈혈에 걸릴 수 있다.
→ 红细胞不足会导致贫血。

② 급히 필요한 **혈장**을 제공하다.
→ 提供急需的血浆。

③ 관람석을 일반석과 특별석으로 **분리하다**.
→ 看台分为普通席和特别席。

98. 혈장

① 혈구는 적혈구와 백혈구, **혈소판**의 세 부류로 구분된다.
→ 血细胞分红细胞、白细胞、血小板三类。

② 이 물질은 산성도 알칼리성도 아닌 **중성**이다.
→ 这种物质既不是酸性，也不是碱性，是中性。

99. 혈장 단백질

① 공기는 지구상의 어디에나 **존재**한다.
→ 空气存在于地球上所有地方。

100. 혈장 단백질 결합

① 그는 자주 **순환** 버스를 탄다.
→ 他经常搭乘环行公共汽车。

② 신체 표면의 혈관은 혈관벽의 이완으로 **혈류**를 조절한다.
→ 身体表面的血管以松弛血管壁的方式调整血流量。

101. 혈전 용해제

① 물과 알코올은 상호 **용해**가 된다.
→ 水和酒精可以互溶。

② 이 병은 **급성**이라서 빨리 치료해야 한다.
→ 这是急性病，要尽快治疗。

102. 형광 탐침

① 새로 사들인 토지를 담장으로 **둘러싸다**.
→ 把新购买的土地用围墙圈起来。

② 환경오염 실태에 대하여 **조사하다**.
→ 调查环境污染的实际情况。

103. 형질 전환

① 인간은 자신을 독립된 **개체**로서 인식할 수 있는 존재이다.
→ 人类是一个可以把自己认知为独立个体的存在物。

② 유전 공학을 통해 특정 특성을 지닌 **형질**전환 식물을 만들 수 있다.
→ 通过基因工程，我们可以制造出转基因植物，使其具有特定的性状。

104. 호르몬

① 우리의 몸은 땀을 **분비**해서 체온을 조절한다.
→ 我们的身体通过分泌汗液来调节体温。

② 그의 병은 체내 **기관**에 쌓인 노폐물이 원인이 되었다고 한다.
→ 据说他得病是由于堆积在体内的废物。

105. 화학적 안정성

① 커피에는 카페인 **함량**이 많다.
→ 咖啡中的咖啡因含量多。

② 이 금목걸이의 **순도**가 아주 높다.
→ 这个金项链的成色很高。

106. 화합물 은행

① 이 소설은 인기가 많아 영화로도 **제작**되었다.
→ 这部小说人气很旺，还被拍成了电影。

② 도서관 홈페이지에서는 도서 **검색** 서비스를 제공했다.
→ 图书馆网站提供了图书检索服务。

107. 효능

① 그 사람은 새로운 환경에 **적응**을 잘한다.
→ 那个人很善于适应新环境。

108. 효소

① **효소**는 화학 반응의 효율을 높이는 데 사용할 수 있다.
→ 酶可以用来提高化学反应的效率。

② 금속에 산소가 닿으면 산화 **반응**이 일어난다.
→ 金属接触氧气时，会发生氧化反应。

109. 효모

① 장마가 길어져서 벽에 **곰팡이**가 피었다.
→ 阴雨连绵不停，墙都发霉了。

② 다세포로 조성된 **균사**이다.
→ 由多细胞组成的菌丝。

110. 흡입제

① 환절기에는 **호흡기** 질환에 주의해야 한다.
→ 换季时要当心呼吸器官疾病。

② 생물과 무생물은 동일한 우주의 힘을 **발현**한다.
→ 生物和无生物都体现着同一宇宙的力量。

2단계

1. 간접 비교

① 당신의 주장은 무엇을 **근거**로 한 것입니까?
→ 你的说法是以什么为根据的?

② 농가에서는 일손이 **부족**하여 애를 먹고 있다.
→ 农家人手不够，干活很吃力。

③ 두 회사는 장시간의 **중재**를 거쳐 마침내 화해했다.
→ 两公司经过长时间的调解，最后把手言和。

2. 개방 연구

① 임상시험은 **피험자** 보호를 위하여 그 구조적 결함을 보완해야 한다.
→ 临床试验应弥补其结构缺陷，以保护受试者。

3. 교차내성

① 파리도 **내성**이 생겨 웬만한 약으로는 죽지 않는다.
→ 苍蝇也产生了抗药性，一般的药是杀不死的。
② 벌들의 춤은 인간의 언어와 **유사**한 점이 많다.
→ 蜜蜂的舞蹈有很多与人类语言类似的地方。

4. 동등성 평가시험

① 신약이 탁월한 **임상** 효과를 나타내다.
→ 新药表现出卓越的临床效果。
② 의료 사고의 **입증** 책임은 의료 기관에 있다.
→ 医疗事故由医疗机关负责举证。
③ 이 제품은 활용 **범위**가 아주 넓다.
→ 这个产品的应用领域很广。

5. 맹검 검증

① 회사는 그의 직위 **해제**를 통보했다.
→ 公司发通告免除了他的职位。
② 그 계획은 이미 충분한 **검토**를 마쳤다.
→ 那个计划已经经过了充分的探讨。

6. 메타분석

① 교육 개혁안과 **관련**한 논쟁이 치열하다.
→ 有关教育改革方案的争论很激烈。
② 그는 수집한 데이터를 가지고 **통계**를 냈다.
→ 他用收集到的数据做出了统计。
③ 그의 주장은 **편향**되었다.
→ 他的主张有些偏颇。

7. 모니터링

① 너는 자격 요건에 **해당**이 안 된다.
→ 你不具备所需条件。
② 상부에서 업무에 대한 **지침**이 내려왔다.
→ 上面下达了业务指南。

8. 모집단

① 개미나 벌들은 **집단**을 이루고 산다.
→ 蚂蚁和蜜蜂过着群居生活。
② 가뭄으로 마을 **전체**가 황폐해졌다.
→ 因为干旱整个村子都荒废了。

9. 민감도

① 그는 결핵 검사에서 양성 **반응**을 보였다.
→ 他的结核检测结果呈阳性。
② 교통사고 상해 등급을 **판정하다**.
→ 交通事故评残。

10. 부작용

① 약을 복용할 때는 반드시 지시된 **용량**을 지키십시오.
→ 服药时请务必遵照规定的剂量。
② 처음에 **의도**한 것과 달리 일이 늦추어졌다.
→ 与开始想的不同，事情放慢了速度。
③ 음식이 합리적이지 않으면 아동의 성장에 극히 **유해**하다.
→ 饮食不合理对儿童的成长极为有害。

11. 비교 임상시험

① **약효**를 확인하기 위해 동물실험을 실시하다.
→ 为确认药效进行了动物实验。
② 경찰은 지문 **대조**를 통해 사건의 범인을 가려냈다.

→ 警察通过比照指纹，甄别出了案犯。

12. 비교 전후 연구

① **관찰** 결과를 빠짐없이 기록하다.
→ 他从名单中随意挑出了3个人。

② 경찰은 지문 **대조**를 통해 사건의 범인을 가려냈다.
→ 将观察结果毫无遗漏地记录下来。

13. 비 임상연구

① **생의학**은 인간의 생명 과정, 질병, 건강을 연구하는 학문이다.
→ 生物医学是研究人类生命过程、疾病和健康的学问。

14. 상승 작용

① 삼각형의 내각의 **합**은 180도이다.
→ 三角形内角和是180度。

② 그는 직업에 대한 자부심이 **강하다**.
→ 他对工作充满自信。

15. 상호작용(정성적&정량적)

① 한 가족도 각자 처해 있는 **상황**이 다를 수 있다.
→ 就是一家人，各自所处的状况也可能不同。

② 그의 태도가 낙천적으로 **변화되다**.
→ 他的态度变得乐观。

③ 이번 분기의 판매 실적 부진은 계절적 **요인**이 컸다.
→ 本季度销售业绩不佳的重要原因在于季节性因素。

16. 생체 이용률

① 촉매 반응의 속도는 촉매제의 농도와 **활성**에 따라 달라진다.
→ 催化反应的速率取决于催化剂的浓度和活性。

② 오랜만에 심한 운동을 했더니 **전신**이 아프다.
→ 很久才做剧烈运动了，弄得全身都疼。

17. 시험 책임자

① 전 사원은 직무 **수행** 능력을 향상시켜야 한다.
→ 全体公司职员必须提高履行职务的能力。

② 마음의 여유를 **가지다**.
→ 心有余暇。

18. 안전성과 내약성

① 그 분은 고령이지만 아직도 **활력**이 넘친다.
→ 那位虽然是高龄，但还充满着活力。

② 잦은 기침과 비교적 높은 열은 감기의 **징후**라고 할 수 있다.
→ 频繁咳嗽、体温升高可以说是感冒的先兆。

③ 경찰은 **명백**한 증거를 찾았다.
→ 警察找到了确凿的证据。

19. 유용성(효용)

① 이 약은 캡슐로 되어 있어 **복용**이 간편하다.
→ 这药是胶囊，服用方便。

② 이 반지는 **순수**하게 금으로만 만들었다.
→ 这枚戒指是用纯金打造的。

20. 유전적 다형성

① 환경오염으로 **변이** 생물들이 증가하고 있다.
→ 由于环境污染，变异生物不断增加。

② 고고학자는 유적지의 **현상**을 꼼꼼히 살펴보았다.
→ 考古学家仔细观察了遗址的现况。

21. 이분산성 / 이질성

① 연구자들은 실험 결과에 **오차**가 있음을 발견했다.
→ 研究人员发现实验结果中有误差。

② 그가 찾아온 것은 계획된 것이 아니라 **우연**이었다.
→ 他找到这里并非是事先计划好的，而是巧合。

22. 임상시험 심사위원회

① 저는 당신의 주장에 **동의**를 표합니다.
→ 我对您的观点表示认同。

② 성공의 열쇠는 집중력, 끈기, **지속적**인 학습이라고 생각한다.
→ 我认为成功的关键是专注、坚持和不断学习。

③ 거실에 에어컨을 **설치**하려고 가구 배치를 바꾸었다.
→ 为了在卧室安装空调，我挪了一下家具的位置。

23. 점검

① 가상적인 통계는 **신뢰성**을 잃을 수 있다.
→ 虚假的统计会失去可信性。

② 경쟁력을 **확보**하기 위해서는 무엇보다 기술 개발이 시급하다.
→ 为了具备竞争力，当务之急就是技术研发。

③ 나는 강연 **의뢰**를 받았으나 오랜 고민 끝에 거절하였다.
→ 有人邀请我做个演讲, 但我反复斟酌后拒绝了。

24. 점검 보고서

① 우리는 인원 **점검**이 끝나자 곧바로 출발했다.
→ 我们一清点完人员，立即就出发了。

25. 타당도

① 우리는 목표 **달성**을 위해 항상 노력하고 있다.
→ 为实现目标，我们一直在努力。

② 이 문제는 사고력 **측정**을 목적으로 하고 있다.
→ 这个问题旨在评定思维能力。

26. 평행 설계

① 장학생을 가정 형편을 고려해 **선정하다**.
→ 根据家庭情况选定奖学金获得者。

② 학급의 **배정**은 추첨으로 이루어질 예정이다.
→ 分班事宜将以抽签方式决定。

27. 1차 표준폼

① 시험을 볼 때는 먼저 출제 의도를 **정확**하게 파악해야 한다.
→ 考试时首先要准确地掌握出题意图。

② 사고 소식이 마을 사람들에게 **알려지다**.
→ 发生事故的消息传遍了整个村子。

③ 과학이 정한 **표준**에 의해서 판단하다.
→ 科学要依照严密的标准来判断。

28. 2차 표준폼

① 그는 퇴근하면 남은 시간의 **거의**를 집에서 쉰다.
→ 他下班后，大部分业余时间在家休息。

② 두 학자는 사실상 **동일**한 결과를 내놓았다.
→ 事实上那两位学者得出的结果是一样的。

3단계

1. 최고 혈중 농도

① 약은 올바로 **복용**해야 약효가 있다.
→ 正确服药才有效。

② 그는 혈중 알코올 **농도**가 기준치 이상으로 나왔다.
→ 结果显示他血液中的酒精浓度超标了。

2. 의약품 개발과 품질관리

① 최근 주류 광고에 대한 **규제**가 강화되었다.
→ 最近加强了对酒类广告的限制。

② 나라마다 언어와 생활 **방식**이 다르다.
→ 每个国家的语言和生活方式都不一样。

3. 약물 대사와 약동학

① 나무에서 떨어지는 열매를 **받다**.
→ 接住树上掉落的果子。

② 선수들이 지쳐서 그런지 다들 **움직임**이 느려졌다.
→ 可能是运动员们累了，动作变得迟钝了。

4. 반수 영향 농도

① 연간 이윤이 6,000만 위안으로 **최대치**에 달하였다.
→ 年利润达到六千万的峰值。

② 수출이 감소 추세를 **보였다**.
→ 出口呈现减少趋势。

5. 일반적인 약효 용량

① 매번의 성공은 우리가 가진 강점의 **발현**이다.
→ 每一次成功都是我们身上优点的发挥。

6. 초회-통과 대사

① 혈액 **순환**이 원활하지 않다.
→ 血脉不畅。

7. 고속 액체 크로마토그래피

① **내압**이 과도하여 보일러의 배기관이 터졌다.
→ 内压过大，导致了锅炉的排气管爆裂。

② 여기는 **고압** 전류가 흐르는 곳이니 조심해라.
→ 这里是高压电流经过的地方，要小心。

③ 자료의 **분석**을 마쳤다.
→ 完成对资料的分析。

8. 억제 중간값

① 그는 자기 감정의 **억제**를 잘하는 사람이다.
→ 他是善于控制自己感情的人。

9. 질량 분석계

① 운동하는 물체의 **질량**이나 속도는 운동량에 비례한다.
→ 运动中的物体的质量和速度与其动量成正比。

② **전하**를 띤 입자가 중화되어 응고하다.
→ 带电粒子中和凝固。

10. 작용 기구

① 이 금속은 물과 **접촉**하면 연기가 나고 불이 붙는다.
→ 这种金属一接触水，就会冒烟着火。

② 이 건물은 경비가 허술해서 **침입**하기 쉬워 보인다.
→ 该楼戒备松懈，看来很容易潜入进去。

11. 물질 안전성 정보

① 금융위기와 **관련**하여 담화를 발표하다.
→ 就金融危机发表谈话。

12. 최대 허용 용량

① 이 약은 미량을 **투여**해도 치명적이다.
→ 这药即使微量也能致命。

② 해수면 **상승**으로 모래사장이 줄어들었다.
→ 海平面上涨导致了沙滩缩少。

③ 그의 갑작스런 **사망**으로 우리는 모두 충격에 휩싸였다.
→ 他的突然去世让我们十分震惊。

13. 박막 크로마토그래피

① 이런 페인트는 품질이 좋아서 칠하면 벽에 잘 **흡착**된다.
→ 这种油漆很好，抹在墙上能站住。

② 사고를 당한 그는 팔뚝에 **석고** 붕대를 하였다.
→ 他遭遇了事故，前臂缠上了绷带。

③ 벽에 벽지를 **바르**다.
→ 往墙壁上贴壁纸。

14. 자외선

① 적외선은 **가시광선**보다 더 긴 파장을 가진 전자기 복사다.
→ 红外线是一种电磁辐射，具有比可见光更长的波长。

② 무지개의 일곱 가지 색상은 빛의 **파장**에 의해 만들어진다.
→ 彩虹的七种颜色由不同波长的光色形成。

15. 경구 투여

① 약사가 알약을 빻아서 미세한 **분말**로 만들었다.
→ 药剂师把药丸捣成了细末。

② 원유 **정제** 시설을 갖추다.
→ 置备原油精炼设施。

16. 경질 캡슐제

① **약제**에 여섯 가지 성분이 들어 있다.
→ 药剂中含有六种成分。

② 아말감으로 충치를 **충전하다**.
→ 用汞合金填充虫牙。

17. 가속시험

① 가격 경쟁의 수렁에서 **벗어나다**.
→ 冲出价格战的泥潭。

② 이 사업은 **안정**성이 높다.
→ 该项目具有很高的稳定性。

18. 가혹 시험

① 너의 제안을 받아들이는 대신 **조건**이 있다.
→ 我可以接受你的提议，但有个条件。

② 이 지방의 대표적 **산물**은 인삼이다.
→ 这个地方的代表性特产是人参。

19. 공정 개발

① 컴퓨터 **공학**의 발달은 인간의 생활 환경을 크게 변화시켰다.
→ 计算机工学的发展很大地改变了人们的生活环境。

② 이 가죽 가방은 **가공**이 잘못돼서 색이 이상하다.
→ 这个皮包加工得有些问题，色泽有些奇怪。

③ 그는 체질을 **개선**하기 위해 병원을 찾았다.
→ 他为改善体质，去了医院。

20. 급성 독성

① **반복** 훈련으로 선수들의 기술이 좋아졌다.
→ 通过反复训练, 选手们的技术好起来了。

② 고농도 산소를 **흡입**하다.
→ 吸纳高浓度氧气。

21. 당의정

① **경질** 유리로 된 기체는 날렵하다.

→ 玻璃钢的机身很漂亮。

② 낡은 함석지붕은 주황색으로 **착색**되어 있었다.

→ 旧的白铁屋顶被涂成朱黄色。

22. 반고형제

① 얼음에 열을 가하면 **액체** 상태의 물이 된다.

→ 冰加热后，会变成液态的水。

23. 발포정

① 그는 사업상 많은 사람과 **접촉**한다.

→ 他因工作关系接触很多人。

② 오랜 꿈이 산산이 **부서지다**.

→ 多年的梦想彻底粉碎(破灭)了。

24. 분자량

① 사건의 진위를 파악하기 위해 조사단을 **구성하다**.

→ 为了弄清事件的真伪，组成了调查团。

② 이번 일은 지난번 일보다 부담이 **더하다**.

→ 这次的活儿比上次压力还要大。

25. 대사

① 심지를 태우면 발암 **물질**이 나온다.

→ 点蜡烛会有致癌物。

② 밑바닥 부분은 고품질 **합성** 피혁을 사용했다.

→ 底部使用高品质合成皮革。

26. 분자식

① 이 물질은 질소와 산소의 **조성**으로 이루어진 것이다.

→ 这种物质由氮和氧组成。

② 봄철 식단은 비타민이 풍부한 먹을거리로 **구성**하는 것이 좋다.

→ 春季的食谱最好由维生素丰富的食材组成。

27. 독성 간염

① 이번 회의의 안건은 매우 **다양**했다.

→ 此次会议的议案多种多样。

② 사고로 인해 그녀는 왼쪽 뇌에 **손상**을 입었다.

→ 她的左脑因为一场事故而受损了。

28. 무독성 용량

① 그는 라디오 볼륨을 **최대**로 올려놓았다.

→ 他把收音机声音调到最大。

② 약을 복용할 때는 반드시 지시된 **용량**을 지키세요.

→ 服药时请务必遵照规定的剂量。

29. 물 용해도

① 꽁꽁 얼었던 발이 **녹다**.

→ 冻僵的脚暖和过来了。

② 금속 **용해**에는 많은 열이 필요하다.

→ 金属熔化需要很多热量。

30. 비교 붕해 시험

① 그 사고는 목격자가 없어 **입증**이 불가능했다.

→ 那起事故没有目击者，因此不可能举证。

31. 비교 용출시험

① 세계 어디서나 **동일** 수준의 서비스를 받을 수 있다.

→ 在世界各地都可以得到同样标准的服务。

② 기상청은 태풍의 이동 **경로**를 예측하여 발표했다.

→ 气象台预测发布了台风移动路径。

32. 생물학적 동등성

① 해조류로 만든 비료는 칼슘을 많이 **함유**하고 있다.

→ 用海藻类制作的肥料含有很高的钙。

② **생체** 실험에 쥐를 이용하다.
→ 用老鼠做活体试验。
③ 시간이 갈수록 휴대폰 **이용률**이 높아지고 있다.
→ 手机的利用率在日益提高。

33. 서방출

① 은행의 자금 **방출**로 기업의 숨통이 조금 트였다.
→ 银行放出资金，这使得企业稍微松了口气。
② 그는 몸집이 커서 행동이 **느리다**.
→ 他身材魁梧，动作迟缓。

34. 선택성

① 산과 알칼리는 화학 반응에서 중요한 **촉매** 역할을 한다.
→ 酸和碱在化学反应中起到重要的催化剂作用。
② 오늘 밤에는 비가 올 **가능성**이 높은 편이다.
→ 今晚下雨的可能性很大。

35. 설하정

① 이온음료는 물보다 체내에 빠르게 **흡수**된다고 한다.
→ 据说电解质饮品比水更容易被人体吸收。
② 형광등 **밑**에서 책을 보는 것은 눈 건강에 해롭다.
→ 在日光灯下看书对眼睛有害。

36. 수율

① 내가 운동을 싫어하는 것은 타고난 **기질** 탓이다.
→ 讨厌运动是我天生的秉性。
② 그는 **실제** 나이보다 젊게 보인다.
→ 他看上去比实际年龄要年轻。
③ 이 떡을 세 조각으로 **나누다**.
→ 把这块糕分成三块。

37. 시험법 밸리데이션

① 무엇보다도 이번 사고의 원인 **규명**이 선행되어야 한다.
→ 首先应该查明造成此次事故的原因。
② 나일론의 **원료**는 석유로부터 나온다.
→ 尼龙的原料是从石油中提取出来的。

38. 안정성

① 나는 소설의 줄거리를 **쉽사리** 이해할 수 없었다.
→ 我难以理解小说的情节。
② 그 사건은 유사한 **성질**을 가지고 있다.
→ 那次事件具有类似的性质。

39. 약 신규성

① 나는 이 약의 특허를 **출원**했다.
→ 我取得了该药专利权。
② 분양 주택의 **공용** 면적은 반드시 합리적이어야 한다.
→ 商品房的公摊面积必须合理。

40. 약물 전달 시스템

① 대출로 집을 사는 데 필요한 수속을 **줄이다**.
→ 减省贷款买房的手续。
② 기업은 이윤의 **극대화**를 추구한다.
→ 企业追求最大限度的利润。
③ 자원 **최적화** 배치의 체계적 경영 효과를 실현하다.
→ 实现资源优化配置的规模效益。

41. 약효 용량

① **체내**에 산소가 부족하면 생명이 위험해진다.
→ 体内缺氧，会危及生命。

42. 여과

① 그는 **여과** 필터를 사용하여 물을 걸렀다.
→ 他用过滤器过滤了一下水。

② 얼음은 물의 **고체** 형태이다.
→ 冰是水的固态形式。

③ 토사가 **퇴적**하여 삼각주를 만들다.
→ 土沙堆积形成了三角洲。

43. 연고제

① 두 가지 원료를 한데 **혼합**하다.
→ 两种原料糅合一起。

② 머리에 기름을 **바르다**.
→ 往头上抹油。

44. 연질 캡슐제

① 음식에 **첨가**하는 소금의 양을 조금 줄이는 것이 건강에 좋다.
→ 减少在食物中加的盐量会对健康有好处。

② 그 샌들은 **접착**한 부분이 잘 벌어진다.
→ 那种凉鞋很容易开胶。

③ 그는 말로 하지 않고 늘 힘으로 **강압**하려고만 한다.
→ 他总是想使用暴力强压，而不是说服。

45. 용액 안정성

① 이 집은 조립식이라 필요에 따라 조립과 **분해**가 가능하다.
→ 这种屋子是组合式的，根据需要可以组合和分解。

46. 장용정

① 나는 **위**에 염증이 생겨 약을 복용하고 있다.
→ 我因为胃发炎，正在服药。

② 사람의 **소장**은 길이가 7미터 전후이며 둘둘 말려 있다.
→ 人的小肠长约七米左右，成卷曲状。

47. 제제

① 이 공장에서는 나무를 **가공**해서 가구를 만들었다.
→ 这家工厂加工木材，将其制成了家具。

② **미리** 도착한 대표들은 이미 여장을 풀었다.
→ 早来的代表已经住下了。

48. 지연 방출

① 신호가 바뀌자 차들이 **서서히** 움직였다.
→ 信号灯一变，车辆就慢慢地开动了起来。

② 이 기계는 컴퓨터가 자동으로 **제어**할 수 있도록 설계되었다.
→ 这种机器被设计成可以通过电脑自动控制。

49. 추출

① 각종 유기**용매**에서 나오는 냄새는 두통을 부른다.
→ 各种溶剂里散发的味道会引发头痛。

② **특정**한 사람만이 출입이 허락된다.
→ 只允许特定的人出入。

③ 본질과 현상을 **분리**하여 문제를 설명할 수 없다.
→ 将本质与现象分开，无法说明问题。

50. 크림제

① 바셀린은 많은 고약의 **기제**이다.
→ 凡士林是许多种药膏的基质。

51. 투과도

① 채취된 **시료**를 가지고 발병원인을 분석하였다.
→ 利用提取到的实验用品分析发病原因。

② 자동차 부품의 국산화 **비율**이 증가하였다.

→ 汽车部件国产化比例提高了。

52. 표적 방출

① 비누는 기름을 분해하는 **작용**을 한다.
→ 肥皂起到分解油脂的作用。

53. 필름 코팅정

① 근로자들은 항상 위험에 **노출**되어 있다.
→ 人总是处于危险之中。
② 건강을 위해 매일 적당량의 **수분**을 섭취하는 게 좋다.
→ 为了健康，最好每天摄入适量的水分。

4단계

1. 균일성

① 이 직장의 작업복은 아주 **한결같다**.
→ 这个单位的工作制服很整齐。
② 아이들의 키가 **고르다**.
→ 孩子们的个子很齐。

2. 균질성

① 농부는 땅에 비료를 **고루** 뿌렸다.
→ 农夫把肥料均匀地撒在土里。

3. 면역반응

① 여기는 금지 구역이니 무단 **침입**해서는 안 된다.
→ 这里是禁区，不得擅自闯入。
② 그분은 **미생물** 연구의 권위자이다.
→ 那位是微生物研究的权威。
③ **일련**의 사건을 해결하다.
→ 解决一连串的事件。

4. 기준

① 이 신발 **품질**이 너무 안 좋다.
→ 这个鞋质量也太太差了。

5. 면역원

① 그는 **면역** 체계가 서서히 파괴되는 무서운 병에 걸렸다.
→ 他得了一种可怕的病，身体免疫系统逐渐崩溃。
② 신형 살수차로 **분무**하며 작업을 하다.
→ 新型洒水车进行喷雾降尘作业。
③ 수구에 **이물질**이 껴서 물이 잘 내려가지 않는다.
→ 水门上有异物，水不容易流下去。

6. 면역원성

① 화폐는 물품 교환을 **매개**하는 역할을 한다.
→ 货币在物品交换中起中介作用。

7. 면역증강제

① 이 나무의 외형은 아주 **특이**하다.
→ 这棵树的外形很奇特。
② 이 약은 정신을 안정시키고 기억력을 **증강**시키는 약이다.
→ 这是一种安神补脑的药。

8. 면역 독성 시험

① 이 노래가 너무 좋아서 **반복** 재생하고 있다.
→ 这首歌真好听，我一直在循环播放。

9. 물질 안전성 정보

① 고객의 **특정** 정보를 유출하는 것은 법으로 금

지되어 있다.

→ 泄露顾客的特定信息受到法律的禁止。

10. 분석 증명서

① 우리의 **최종** 목표는 올림픽 금메달이다.

→ 我们的终极目标是奥运会的金牌。

② 농촌에서 쌀 **출하**가 줄어 값이 폭등하고 있다.

→ 由于农村的上市大米减少，大米价格激增。

③ 지역 개발에는 환경 파괴가 **수반**된다.

→ 地区开发伴随着环境破坏。

11. 분화

① 공장 건설은 이미 기본 골격을 **갖추었다**.

→ 工厂建设已经初具规模。

② 아이들은 생활 환경 **변화**에 적응하기를 어려워했다.

→ 孩子们难以适应生活环境的变化。

12. 불활화 백신

① 음료수에 색소를 **첨가**하다.

→ 往饮料中添加色素。

② 비만은 고혈압 **발병**의 가장 큰 원인 중 하나이다.

→ 肥胖是高血压发病的最主要原因之一。

③ 백신 **접종**도 면역력을 강화할 수 있다.

→ 接种疫苗也可以提高免疫力。

13. 생물 안전성

① 우리의 **잠재적** 능력은 무한으로 계발될 수 있다.

→ 我们的潜能可以无限地开发。

② 환경 **보전**에 힘쓰는 것은 우리 후손을 위한 일이다.

→ 努力保护环境是造福于后代的大事。

14. 생물 유래제품

① 젓갈은 비교적 더운 지방에서 **유래**한 음식이다.

→ 海鲜腌菜是来自比较热的地方的食品。

② 정부는 이 산을 환경 보호 지역으로 **지정**하였다.

→ 政府将这座山指定为环境保护区域。

15. 생체 지표

① 그는 **특징적**인 장기가 없으면서도 인기를 끈다.

→ 尽管没有自己独特的特长，但他仍深受欢迎。

② 나는 일찍부터 서양 의학의 **형태학**을 배웠다.

→ 我早就学了西医的形态学。

16. 생물학적 분석

① 간호사는 온도계로 체온을 **측정**하였다.

→ 护士用温度计测量体温。

17. 소아용 의약품

① 그는 출근할 때 **주로** 버스를 이용한다.

→ 他一般坐公交车上班。

② 이 **경구**약은 따뜻한 물과 함께 복용해야 한다.

→ 这种口服药片应该与温水一起服用。

18. 안정성 시험

① 휴대용 **저장**장치에 대한 수요가 지속적으로 늘고 있다.

→ 对便携式存储设备的需求正不断增加。

② 이익 극대화의 원칙에 **따르다**.

→ 遵循利益最大化的原则。

19. 위해 평가

① 이번 사건의 피해자들은 사건의 진상 **규명**을

요구했다.

→ 此次事件的受害者们要求查明事件的真相。

② 기상 상태는 정확히 **예측**할 수 없다.

→ 无法正确预测气象状况。

20. 용량

① 화물이 이미 **적정** 저장량을 초과했다.

→ 货物已经超储。

21. 유전자 치료제

① 자두는 섬유질을 많이 **포함**하고 있는 과일이다.

→ 李子是含有大量纤维素的水果。

22. 유효 부성분

① 이산화황과 질소 산화물은 스모그의 **주성분**이다.

→ 二氧化硫和氮氧化物是雾霾的主要成分。

② 그의 역할은 **보조적**이다.

→ 他的作用是辅助性的。

③ 절세를 **표방**한 각종 금융 상품이 쏟아져 나왔다.

→ 打着“节税”旗号的各类金融商品层出不穷。

23. 유효성

① 그 아이는 새로운 환경에 **적응**을 잘한다.

→ 那个孩子容易适应新环境。

24. 유효성분

① 고대 인류가 불씨를 저장하는 수수께끼가 **밝혀지다**.

→ 通过书籍, 我们可以得到间接的经验。

② 그의 역할은 **보조적**이다.

→ 古人类贮存火种谜底揭开。

25. 유효 주성분

① **분량**을 빼먹는 것은 정직하지 못한 행위이다.

→ 短斤缺两是不诚信的行为。

② 콩은 비교적 많은 양분을 **함유**하고 있다.

→ 大豆中含有较多滋养。

26. 의약분업

① 대학의 인적자원을 **효율적**으로 활용하다.

→ 有效地运用大学的人力资源。

② 그는 직무를 성실히 **수행**했다.

→ 他忠实地履行了职务。

27. 의약외품

① 진통제는 일시적으로 고통을 **경감**하는 약이다.

→ 镇痛剂是一种暂时缓解疼痛的药物。

② 이런 살충제의 접촉 **살충** 효과는 아주 강하다.

→ 这种杀虫剂的触杀效果很强。

28. 일반의약품

① 건설부는 토지의 기준 시가를 **고시**해 오고 있다.

→ 建设部一直在公布土地的标准市场价格。

29. 정량 한계

① 시기가 **적절하다**.

→ 时机正合适。

② 우리 회사는 **최소**의 자본으로 최다 이익을 남겼다.

→ 我公司以最少的投入获取了最多的利润。

30. 정확성

① 두 사람은 매우 **근접**한 곳에 살고 있다.

→ 他们两人住得很近。

31. 제네릭 의약품

① 물건을 사면 그 **용법**을 적은 설명서를 잘 읽어야 한다.
→ 买东西一定要看清使用说明。

② 그 기업은 최근 자동차 전문 **제조** 회사로 방향을 전환했다.
→ 那家公司最近转型成了专门制造汽车的企业。

32. 첨부물

① 물건을 고를 때나 살 때는 **포장**만 보고 고르면 안 된다.
→ 选购东西时不能光看包装。

② 이 **기기**는 전력을 원동력으로 한다.
→ 这台机器以电力作为原动力。

33. 주성분

① 나는 의사가 써 준 **처방**을 가지고 약국에 갔다.
→ 我拿着医生写的药方去了药店。

② 염분은 사람의 몸에서 없어서는 안 될 중요한 **성분**이다.
→ 盐分是人体不可缺少的重要成分。

34. 체외진단용 의약품

① 우리는 오염도를 측정할 **시료**로 쓸 토양을 채취하였다.
→ 我们采集了土壤作为分析土壤污染程度的试验用品。

② 선수들은 심판의 **판정**에 복종해야 한다.
→ 选手们无法接受裁判的判罚。

③ 가열된 용액을 플라스크에 따른 뒤 **시약**을 넣는다.
→ 把加热的溶液倒入实验瓶子里并放入实验药物。

35. 표준품

① 녹는점은 물질의 성질과 **순도**를 구별하는 데 사용할 수 있다.
→ 熔点可以用来区分物质的性质和纯度。

② 심장 스텐트는 심장 질환 치료에 사용되는 **상용** 의료 기기이다.
→ 心脏支架是一种常用的医疗设备，用于治疗心脏疾病。

36. 함량 시험

① 최근 영양분 **함량**이 미달인 분유가 유통된 사실이 드러났다.
→ 近日，曝光了营养含量不达标的奶粉流通情况。

② 이 문제는 사고력 **측정**을 목적으로 하고 있다.
→ 这个问题旨在评定思维能力。

37. 항원성 시험

① 과속 운전은 대형 교통사고를 **유발**하는 원인 중 하나이다.
→ 超速驾驶是引发各种交通事故的原因之一。

② 이 일의 사실 **여부**를 확인하도록 해라.
→ 你去确认一下此事是否属实。

38. 항체양전

① 예술은 새로움을 추구하는 작업이라고 **정의**할 수 있다.
→ 艺术可以定义为追求新颖的工作。

② 오늘 저녁은 주최 측에서 **제공**한다.
→ 今天的晚餐由主办方供应。

39. 혼합제제

① 이런 제품은 발암물질을 **함유**하고 있다.
→ 这种产品里含有致癌物质。

40. 화합물

① 모든 물질은 **원자**라는 소립자로 구성되어 있다.
→ 所有的物质都有一种叫原子的粒子构成。

② 핵분열로 **생성**된 에너지를 이용하여 동력으로 제공하다.
→ 利用核裂变产生的能量提供动力。

41. 후발 생물의약품

① 그는 첫 금메달 **획득**에 감격이 밀려왔다.
→ 他在夺得第一枚金牌后，感慨万分。

② 그 영화의 내용은 교육적 **측면**에서 바람직하다.
→ 那部电影的情节具有教育意义。

5단계

1. ULPA 필터

① 오랫동안 청소하지 않은 방은 **먼지**로 가득했다.
→ 好长时间没有打扫的房间里满是灰尘。

② 곰팡이와 **박테리아**는 호흡기 질환을 일으킬 수 있다.
→ 霉和细菌能引起呼吸道疾病。

2. 공기 조화 장치

① 동양 철학은 음과 양의 **조화**를 중시한다.
→ 东方哲学重视阴阳协调。

② 숯의 **제습** 효능은 널리 알려진 바 있다.
→ 大家都很熟悉木炭的除湿功效。

③ 상수원의 물을 **정화**하기 위해서는 약품 처리가 불가피하다.
→ 为净化水源，化学处理是不可避免的。

3. 공정 밸리데이션

① 서로 다른 **규격**의 제품을 생산하다.
→ 生产不同规格的产品。

② 그녀는 중세 복식 **재현**에 성공했다.
→ 她成功地再现了中世纪服饰。

4. 관리번호

① 이번 행사의 조는 열 명 **단위**로 구성했다.
→ 本次活动的小组以十人为单位组成。

② 사장은 가장 믿을 만한 직원에게 중요한 임무를 **부여**했다.
→ 老总给最值得信赖的员工分配了重要任务。

5. 교반기

① 이 논문은 한국어의 역사를 **상세**하게 다루고 있다.
→ 这篇论文详细地论述了韩语的历史。

② 과학자들은 여러 가지 개념을 사용하여 자연 세계를 **기술**하였다.
→ 科学家们运用多种概念，记录自然世界。

6. 기능 규격서

① 사적인 친분을 공적인 일에 **연관** 짓지 마라.
→ 不要将私人情分和公事扯在一起。

② 자세한 비용**내역서**를 제공해 드리겠습니다.
→ 会提供详细的费用清单给您。

7. 기능시험

① 모든 전력 **시스템**의 작동은 모두 정상이다.
→ 整个电力系统运转都很正常。

8. **기능적 요구사항**

① 사람의 성격은 생활 환경과 **연관** 관계가 있다.
→ 人的性格与生活环境有连带关系。

② 가계부에 수입과 지출 **내역**을 기입하다.
→ 在家庭账本上记下收入和支出明细。

9. **기대 수율**

① 실천이 따르지 않는 **이론**은 탁상공론에 지나지 않는다.
→ 没有实践的理论不过是纸上谈兵。

② 여행에서 삶의 지혜를 **얻다**.
→ 在旅途中获得了生活的智慧。

10. **교정**

① 지진계로 지진 강도를 **계측**하다.
→ 用的震仪测的震震级。

② 이 제품은 활용 **범위**가 아주 넓다.
→ 这个产品的应用领域很广。

11. **동결건조 주사제**

① 이 액체는 **동결** 속도가 매우 빠르다.
→ 该液体冻结速度很快。

② **진공** 상태를 이용하면 물건을 오래 보관할 수 있다.
→ 如果利用真空状态，可以长久保存物品。

12. **동시적 밸리데이션**

① 복사를 하는 **도중**에 기계가 멈췄다.
→ 在复印的时候，机器停了。

13. **로트 번호**

① **출하**가 늦어져 납기일에 물건을 보내지 못했다.
→ 由于发货延迟，无法在交货期内交货。

② 여러 가지 부품을 **조합**하여 시계를 만들다.
→ 组装各种零件做钟表。

14. **멸균**

① 이 **미생물**은 유해한 오염 물질을 분해한다.
→ 这个微生物能分解有害污染物质。

② 생산은 **공정** 순서에 따라야 한다.
→ 生产要按工序进行。

15. **무균 충전**

① 회사는 철저한 **멸균**과 소독 과정을 거친 우유를 판매한다.
→ 公司出售经过彻底杀菌和消毒的牛奶.

② 남은 술을 보관하기 위해 **마개**를 찾고 있다.
→ 为了保管剩下的酒，他在找盖子。

③ 플라스틱 **용기**는 가벼우나 열에 약하다.
→ 塑料用具虽然轻，但不耐热。

16. **무균 보증 시스템**

① 여기에 정품 **보증**이 있으니 믿고 구매하세요.
→ 这里有正品保证书，请放心购买。

② 판매량의 **총합**을 계산하다.
→ 计算总销售量。

17. **무균성**

① 이 토기는 투박하지만 현대적 감각이 **살아있다**.
→ 这个瓦器虽然看上去很粗糙，但颇有现代气息。

18. **무균성 보증 수준**

① 검사 결과, 그녀가 시력을 회복할 **확률**은 아주 낮았다.
→ 经检查，她眼睛复明的几率很小。

19. **무균 제제**

① 이 지역은 지하수 **오염**이 심각한 상태이다.
→ 这个地区地下水处于严重污染状态。

20. 밀폐

① 여러 화학적 **인자**를 조합하여 새로운 물질을 개발하다.
→ 配剂多个化学因素开发新的物质。

② 신호를 위반하는 것은 법규 위반 **행위**이다.
→ 闯红灯是违章行为。

21. 반응기

① 금속에 산소가 닿으면 산화 **반응**이 일어난다.
→ 金属接触氧气时，会发生氧化反应。

22. 방부제

① 환경오염으로 많은 동식물들이 **사멸**하다.
→ 环境污染使许多动植物都灭绝了。

② 고용난은 기업의 발전을 **저해**한다.
→ 用工难使企业“迈不开步”。

23. 방사선 멸균

① 어떤 원소들은 자체적으로 **방사선**을 방출할 수 있다.
→ 有些元素可以自发地放出射线。

② 전기를 지닌 입자가 움직이면 **전자파**가 발생하게 된다.
→ 带电粒子移动会产生电磁波。

24. 방사성 의약품

① 방사선 **동위**원소 측정법으로 연대를 확인하다.
→ 用放射线同位素测定法来确认年代。

② 이 음료는 비타민이 **함유**되어 있어 인기가 높다.
→ 这种饮料含有维生素，所以很受消费者青睐。

25. 배치(로트)

① 약은 약사의 **지시**에 따라 복용해야 한다.
→ 药物需要按照药剂师的指示服用。

② 크기가 같고 성분도 **균질**하다.
→ 大小相同，成分也一样。

26. 배합

① 형은 대학생이라 생각하는 게 **다르다**.
→ 哥哥是大学生，想法就是与众不同。

② 한글은 자음과 모음이 **결합**하여 글자가 된다.
→ 韩文是子音和母音结合而形成文字的。

27. 밸리데이션

① 이 주차장은 아파트 거주자에 한해 주차가 **허용**된다.
→ 这个停车场仅限小区住户使用。

② 바른말을 하는 것은 그의 **일관**된 태도이다.
→ 说直话是他一贯的风格。

③ 공식 기관의 **보증**을 받다.
→ 得到正式机关的担保。

28. 보관용 검체

① 식물 표본을 만들기 위해 식물을 **채취**하였다.
→ 采集植物用来制作植物标本。

29. 밸리데이션 실시 계획서

① 과학자들은 여러 가지 개념을 사용하여 자연세계를 **기술**했다.
→ 科学家们运用多种概念，记录自然世界。

30. 불순물

① 그 영화의 내용은 교육적 측면에서 **바람직하다**.
→ 那部电影的情节具有教育意义。

② 수입 농산물에서 농약 **성분**이 검출되었다.
→ 在进口农产品中检查出了农药成分。

31. 불활성 성분

① 이 물건은 비누를 생산하는 주**원료**이다.
→ 这东西是生产肥皂的主要原料。

32. 생물학적 인자

① 농업 기술의 발전을 위한 인력의 **배양**이 절실하다.
→ 为了发展农业技术，当务之急是培养人才。

33. 설계 적격 평가

① 중국 남부는 벼농사에 **적합**한 기후를 가지고 있다.
→ 中国南方有适合种稻子的气候。

② 이 은행은 계좌를 만드는 **절차**가 다른 곳에 비해 다소 복잡하다.
→ 这家银行的开户手续比别的地方稍微复杂一些。

34. 설치 적격성 평가

① 그는 의사의 **권고**로 담배를 끊었다.
→ 他接受医生的劝告把烟戒了。

35. 성능 적격성 평가

① 우리 사무실의 온도와 습도는 근무하기에 딱 **맞다**.
→ 我们办公室的温度和湿度很适合办公。

36. 수득량

① 그는 **실제** 나이보다 젊게 보인다.
→ 他看上去比实际年龄要年轻。

37. 수율

① 생산 효율과 **수율**을 향상했다.
→ 提高了生产效率和产量。

38. 오염

① 일반 소금은 물에 타 **불순물**을 가라앉혀 사용한다.
→ 普通盐放进水里溶解，等杂质沉淀后再使用。

② 가능하면 음식물 및 **이물질** 샘플을 증거로 보관해라.
→ 如果可能，保留食物及外来物质的样本作为证据。

39. 완전성 시험

① 이번 한파 전에 집 난방 **필터**를 갈아야겠다는 생각이 문득 났다.
→ 突然想起来这次寒潮前要给家里的暖气换个滤芯。

40. 원본 자료

① 그녀는 예리한 **관찰**을 통하여 문제점을 정확히 지적했다.
→ 她通过敏锐的观察，正确地指出了问题所在。

② 나는 10년 **혹은** 20년 동안 외국에 나가 있을 생각이다.
→ 我有出国呆个10年或20年的想法。

41. 위탁 생산

① 나는 강연 **의뢰**를 받았으나 오랜 고민 끝에 거절하였다.
→ 有人邀请我做个演讲，但我反复斟酌后拒绝了。

② 주인에게 그 물건 **위탁**을 받고 보관 중이다.
→ 从主人那里接受委托，现正在保管那个东西。

42. 용매

① **유기성**이 없는 암석도 자연적인 운동을 한다.
→ 没有有机性的岩石也进行自然运动。

43. 위해 분석

① 그의 내막은 아주 **파악**하기 어렵다.
→ 他的底子很难摸清楚。

44. 위해성 평가

① 여기 저의 주장을 **뒷받침**할 확실한 증거가 있다.
→ 这里有能证明我主张的明确证据。

45. 의약품 제조 및 품질 관리기준

① 영화가 박진감 넘치는 장면으로 **일관**되다.
→ 电影始终贯穿着充满真实感的场面。

② 나는 그의 **보증**으로 취업을 할 수 있었다.
→ 在他的担保下，我才得以就业。

46. 의약품 유통 관리기준

① 옛사람들의 지혜를 그대로 **따르다**.
→ 因袭前人故智。

47. 이론 수율

① 이 세탁기에는 세제 자동 **투입** 장치가 내장되어 있다.
→ 这台洗衣机安装有自动撒放洗衣粉的装置。

48. 일탈

① 순발력 있는 연기력으로 위기를 **벗어나다**.
→ 通过有爆发力的演技摆脱危机。

② 선진 기술을 채택하여 경제의 고속 성장을 **이루다**.
→ 吸纳先进技术迎来经济快速成长。

49. 충전

① 이 장치는 무선 **충전**이 돼서 케이블이 필요 없다.
→ 这个装置可以无线充电，不需要线缆。

50. 타정

① **압축** 공기는 산업 분야에서 유용하게 쓰인다.
→ 压缩空气广泛应用于工业领域。

51. 표준 작업 지침서

① 이 문서는 상사가 사인한 다음에 **승인**된다.
→ 这份文件要领导签字后才能作准。

52. 품질 체계

① 에너지 절약을 위한 정부의 **방침**에 따라 냉방 온도가 제한되었다.
→ 根据政府的节能方针，限制了冷气温度。

② 삼각형의 꼭짓점의 각의 **합**은 180도이다.
→ 三角形顶点的角度之和为180度。

53. 품질 관리

① 직접 현장에 가서 작업을 **점검**하다.
→ 临场检查工作。

54. 품질 보증

① 사회는 사회에 참여하고 있는 각 구성원의 관계에 의해 **유지**된다.
→ 社会靠参与社会的各个成员的关系来维持。

② 그 **총합**에 담긴 유권자들의 일반의지는 늘 옳았다.
→ 总体上的选举对象都是正确的。

55. 현탁액

① 그 수량이 극히 **미세**하여 거론할 가치도 없다.
→ 其量忽微，不足道也。

② **분산** 투자를 통해 위험을 줄이다.
→ 通过分散投资减少危险。

56. 회고적 밸리데이션

① 이 제조 **공정**은 생략해도 된다.
→ 这道工序可以省掉。

② 대다수 독소는 인체 내에 **축적**될 수 있다.
→ 很多毒素会在人体内蓄积起来。

TOPIK II 읽기

제1차 읽기

※ [1~2] (　)에 들어갈 가장 알맞은 것을 고르십시오. (각 2점)
请选择合适的内容填入(　)。(各2分)

01. 저녁에 일찍 (　　) 아침에 일찍 일어날 수 있다.

① 자야　② 자려고　③ 자며　④ 자더니

翻译 即使是同乡的朋友，经常不联系的话，关系自然也会变远。

答案 ❶

解释 -는 법이다: 表示该事实是必然性的、合乎规律的事实。选项 ①-ㄹ 만하다: 表示达到某种程度或水平，相当于汉语的“值得，足以，堪”；选项②-ㄹ 수도 있다: 表示有无进行某种行为的能力或可能性；选项③ -ㄹ 뻔하다: 表示某种状态，意思是

02. 밖에서 시끄러운 소리가 (　) 문을 잠그고 잤다.

① 나더니　② 나기에　③ 나다가　④ 나더라도

翻译 因为外面有吵闹的声音，所以关上门后才睡。

答案 ❷

解释 选项① -더니 / 表示回想过去发生伤亡事实，这一事实又是后面事实的原因或条件；选项②表示原因，“因为…”；选项③ 表示动作的转换，或动作的叠加（当其表示因果关系时，后文多为不好的结果）；④ 表示假设的让步，“即使，纵然”，选项②符合题意。

※ [3~4] 다음 밑줄 친 부분과 의미가 비슷한 것을 고르십시오. (각 2점)
请选择与下文划线部分意思相近的选项。（各2分）

03. 고향 친구라도 자주 연락하지 않으면 멀어지는 법이다.

① 멀어질 만하다　② 멀어질 수도 있다
③ 멀어질 뻔했다　④ 멀어지기 마련이다

翻译 即使是同乡的朋友，经常不联系的话，关系自然也会变远。

答案 ❹

解释 -는 법이다: 表示该事实是必然性的、合乎规律的事实。选项 ①-ㄹ 만하다: 表示达到某种程度或水平，相当于汉语的“值得，足以，堪”；选项②-ㄹ 수도 있다: 表示有无进行某种行为的能力或可能性；选项③ -ㄹ 뻔하다: 表示某种状态，意思是“差点儿……”“几乎……”；选项④-기 마련하다:表示必然会得出那样的结果，“总是要……”“必然……”，选项④符合题意。

04. 창문을 오래 닫지 않아서인지 방안이 좀 추워지는 것 같다.

① 추워질 뿐이다　② 추워지는 듯하다
③ 추워지면 좋겠다　④ 추워질 수밖에 없다

翻译 可能是因为很久没有关窗户，房间里好像有点冷。

答案 ❷

解释 -는 것 같다:表示推测，“好像……”
选项① -ㄹ 뿐이다:表示条件、限制，“只……”；选项② -는 듯하다: 表示推测，“好像……”；选项③-면 좋겠다: “如果……就好了”；选项④-ㄹ 수밖에 없다: 表示“除了这样外,没有别的办法”，“只能……”，选项②符合题意。

※ [5~8] 다음은 무엇에 대한 글인지 고르십시오. (각 2점)
请选择下文描述的主题。（各2分）

05.

신을 때마다 피부가 행복하다
벗을 때도 상쾌한 기분

① 양말　　② 가방　　③ 안경　　④ 수건

翻译 穿上它时，皮肤会感到幸福 / 脱下它时，心情会变得畅快。
① 袜子　② 包　③ 眼镜　④ 毛巾

答案 ❶

解释 由“穿”这个动词可知，题目描述的主体应为衣帽或鞋袜类物品，选项①符合题意。

06.

부모님께 감사의 마음을~
한 송이라도 정성껏 배달해 드립니다.

① 편의점　　② 식당　　③ 세탁소　　④ 꽃집

翻译 感谢父母的心~ / 即使只有一朵也会精心送达
① 便利店　② 餐厅　③ 洗衣店　④ 花店

答案 ❹

解释 由“即使只有一朵也会精心送达”可知，题目内容应与花相关，选项④符合题意。

07.

물 자주 마시기! 가까운 거리는 걷기!
작은 실천으로 100세까지

① 자연 보호 ② 안전 교육 ③ 건강 습관 ④ 사고 예방

翻译 经常喝水！散一小会儿步！/ 用一点小的行动就可以活到100岁
① 保护自然 ② 安全教育 ③ 健康习惯 ④ 事故预防

答案 ❸

解释 经常喝水、散会步”属于健康生活的习惯，下文也提到通过很小的行动就可以活到100岁，所以题目内容应与健康习惯相关。

08.

★ 2019년 하반기 계절학기 안내
☑ 중국어 고급 과정
☑ 3학년이면 누구나 수강 가능

① 신청 방법 ② 지원 자격 ③ 장소 변경 ④ 모집 기간

翻译 2019下半年假期课程介绍
☑ 汉语高级课程
☑ 3年级的学生都可以听课
① 申请方法 ② 报名资格 ③ 场所变更 ④ 招募时间

答案 ❷

解释 题目是关于下半年假期课程的相关介绍，由“3年级的学生都可以听课”可知，这是对课程报名的资格做出了限定，选项②符合题意。

※ [9～12] 다음 글 또는 그래프의 내용과 같은 것을 고르십시오. (각 2점)
请选择与下列文章或内容相符的选项。（各2分）

09.

2018년 교환 학생 신청 안내 원하는 학교를 신청하십시오. ✦ 신청 기간 : 5월 11일(목) ~ 5월 31(수) ✦ 신청 방법 : 국제교류처 홈페이지 ✦ 아시아권 학교만 신청 가능(일본 제외) ❋ 합격하면 이메일로 알려 드립니다.

① 신청할 수 없는 학교가 있다.

② 합격하면 전화로 연락해 준다.

③ 오월 한 달 동안 교환 학생 신청을 받는다.

④ 가고 싶은 학교는 이메일로 신청을 해야 한다.

翻译 2018年交换生申请项目说明
请申请想去的学校。
申请时间：5月11日（周四）~5月31日（周三）
申请方法：（详见于）国际交流处主页
只可以申请亚洲的学校（日本除外）
如果合格的话，会通过电子邮件告知。
① 有不能申请的学校。 ② 合格的话会通过电话联系。
③ 5月一整月的时间内接受申请。 ④ 要用电子邮件申请想去的学校。

答案 ❶

解释 学生只可以申请亚洲的学校，而且日本学校除外，所以有的学校是不可以申请的，选项①符合题意；由题目最后一句可知，合格的话会通过电子邮件告知，选项②错误；申请时间为5月11日到5月31日，并不是5月一整个月，选项③错误；申请学校的方法需要去国际交流主页查找，由题目内容并不能得知申请方法是什么，选项④错误。

10.

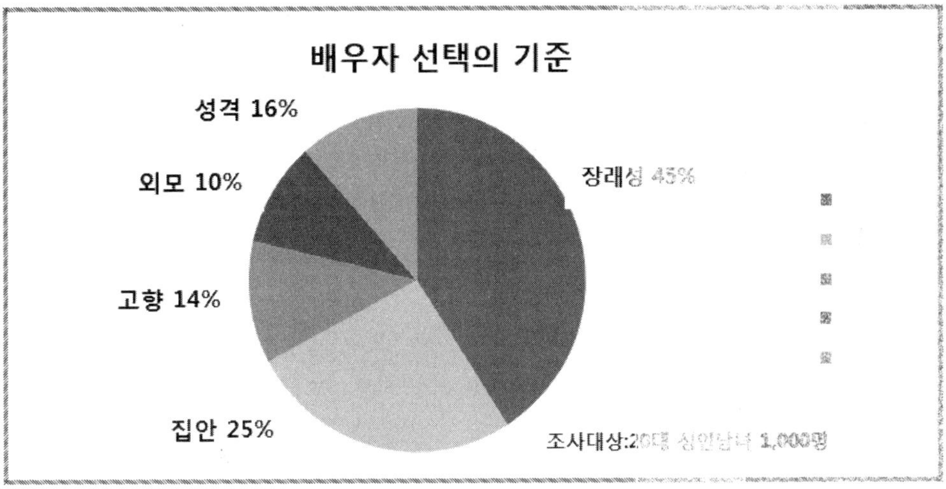

① 고향을 중요하게 생각하는 사람이 가장 적다.

② 성격과 고향을 중요하게 생각하는 사람의 비율이 같다.

③ 성격보다 집안 환경을 중요하게 생각하는 사람들이 더 많다.

④ 발전 장래성을 중요하게 생각하는 사람이 전체의 반을 넘는다.

翻译 **① 看重家乡的人最少。**
② 看重性格和看重家乡的人的比率相同。
③ 看重家境的人比看重性格的人多。
④ 看重发展前景的人超过了整体的一半。

答案 ❸

解释 由题可知，看重外貌的人最少，选项①错误；看中性格的人比看重家乡的人要多，比率并不相同，选项②错误；看重性格的比重为16%，看中家庭状况的人比重为25%，选项③符合题意；看重发展前景的人比重为45%，并未超过一半，选项④错误。

11.

서울시가 광화문광장 면적을 지금보다 3.7배 확장한다고 발표함에 따라 이 일대 교통체증 우려가 커지고 있다. 서울시에 따르면 광화문광장 확장 계획안은 지금보다 차도를 좁히고 광장을 넓히는 것이 주된 내용이다. 최근 주말마다 차 없는 거리 행사로 인해 이 지역 교통은 갈수록 복잡해지고 있다. 광화문 인근 주민들은 교통체증에 따른 불편을 걱정하고 있다.

① 서울시는 도로를 넓히기로 했다.

② 서울시의 계획에 따라 광화문 광장은 넓어졌다.

③ 이 제도가 시행되면 광화문 주변에 차가 다닐 수 없다.

④이 제도로 광화문 광장 주변 교통이 더 복잡해질 것이다.

翻译 **随着首尔市宣布光化门广场面积将比现在扩大3.7倍，人们开始担忧这一带的交通堵塞问题。据首尔市政府称，光化门广场扩建计划案的主要内容是缩小车道，拓宽广场。最近由于每周举办的无车街道活动,该地区的交通变得越来越复杂。光化门附近的居民对交通堵塞所带来的不便感到担心。**

① 首尔市打算加宽道路。

② 按照首尔市的计划，光华门广场变宽了。

③ 如果实行这个制度，光华门附近将无法通车。

④ 这个制度将使光华门广场附近的交通变得更加复杂。

答案 ❹

解释 光华门广场扩建计划案内容为缩小车道，并不是加宽道路，选项①错误；光华门广场扩建计划案还未实施，所以光华门广场即将变宽阔，选项②错误；实施这个计划后，光华门附近可能会产生交通堵塞，但不是无法通车，选项③错误；光华门广场面积扩大后，很有可能会加重附近的交通堵塞，再加上每周举办的无车街道活动，所以该地区的交通将会变得越来越复杂，选项④符合题意。

12. 새해나 새학기가 시작되면 사람들은 누구나 대청소를 꿈꾼다. 청소할 때는 먼저 때가 잘 빠지는 세제나 먼지를 잘 털어내는 솔 등 청소도구를 갖추고 하면 효율이 높아진다. 물에 적신 걸레 하나만 가지고 바닥을 닦는 건 효율이 떨어져 금방 지친다. 또 마음먹은 청소의 60%만 처리하는 것도 괜찮다. 한 번 하고 질려서 오래 놔두는 것보다 조금씩 하면서 청소에 재미를 붙이는 것도 좋은 청소 방법이다.

① 한번 시작한 청소는 끝까지 마쳐야 한다.
② 대청소는 새해나 새학기가 시작될 때 해야 한다.
③ 효율성이 높은 청소도구를 사용하면 도움이 된다.
④ 걸레로 바닥을 닦는 것은 좋은 청소 방법이 아니다.

翻译 新年或新学期开始时，大家都会想进行一次大扫除。在打扫卫生时,如果先备齐容易除垢的洗涤剂或容易掸灰尘的刷子等清扫工具,效率就会大大提高。只用浸水的湿抹布擦地板,效率低下,很快就会筋疲力尽。另外,只打扫计划好的60%也没关系。比起做一次就腻了,很久都不想再做，每次都做一点，让打扫成为一种乐趣，才是最佳的打扫方法。
① 一旦开始打扫，就得全部都做完。
② 大扫除应该在新年或新学期开始时做。
③ 如果使用效率高的清扫工具，会对打扫有帮助。
④ 用抹布擦地板不是好的打扫方法。

答案 ❸

解释 文章最后一句提到每次都做一点，让打扫成为一种乐趣，才是最佳打扫方法，并不是一旦开始打扫，就得全部都做完，选项①错误；新年或新学期开始时，大家都会想进行一次大扫除，并不是大扫除应该在新年或新学期开始时做，选项②错误；文中提到如果先备齐容易除垢的洗涤剂或容易掸灰尘的刷子等清扫工具，效率会大大提高，选项③符合题意；只用浸水的湿抹布擦地板，很快就会筋疲力尽，所以要结合多种工具，并不是用抹布擦地板不是好的打扫方法，选项④错误。

※ [13～15] 다음을 순서대로 맞게 배열한 것을 고르십시오. (각 2점)
请选择正确的排列顺序。（各2分）

13.

(가) 건전지는 저온에서 화학반응이 느려지기 때문이다.
(나) 리모컨에 들어있는 건전지가 갑자기 작동하지 않을 경우가 있다.
(다) 또한 장기간 사용하지 않을 경우 신문지에 싸서 냉장보관 하는 것이 좋다.
(라) 양쪽 측면을 5차례 가볍게 두드려주면 일시적으로 더 오래 사용할 수 있다.

① (나)－(라)－(가)－(다)　　② (나)－(라)－(다)－(가)
③ (라)－(나)－(다)－(가)　　④ (라)－(가)－(다)－(나)

翻译 (가) 这是因为干电池在低温条件下化学反应会变慢。
(나) 有时遥控器的干电池会突然出现不工作的情况。
(다) 并且如果长时间不使用的话，用报纸包住冷藏保管比较好。
(라) 在干电池两侧轻轻敲打五次的话，暂时就又可以使用了。

答案 ❷

解释 文章首先应提出文章将要解释说明的现象，其次描述暂时缓解这种现象的方法，然后描述如何避免发生这种现象，最后解释这种现象出现的原因，选项②符合题意。

14.

(가) 하지만 땀과 운동효과는 거의 관련이 없다고 한다.
(나) 땀은 신체 온도를 조절하기 위해 분비되는 것이기 때문이다.
(다) 운동할 때 땀이 많이 나야 효과가 많다고 생각하는 경우가 있다.
(라) 따라서 체질상 땀이 없는 사람들은 운동한 만큼 효과가 없다고 느낀다.

① (나)－(라)－(가)－(다)　　② (나)－(라)－(다)－(가)
③ (라)－(나)－(다)－(가)　　④ (라)－(가)－(다)－(나)

翻译 (가) 但是汗液和运动效果并没有关系。
(나) 因为汗液的分泌只是为了调节身体温度。
(다) 有时人们认为运动时只有多出汗才更有效果。
(라) 因此体质不出汗的人总是觉得没有达到运动的效果。

答案 ❹

解释 文章首先应描述人们普遍认为的一个事实，其次叙述这种认知带来的后果，然后提出正确的观点，并解释原因，选项④符合题意。

15.

(가) 그러나 과량 섭취하면 불면증과 같은 부작용이 나타날 수 있다.
(나) 커피를 마시면 졸리지 않고 일과 학업에 집중이 잘 된다.
(다) 이유는 커피 속에 들어 있는 카페인의 각성 효과 때문이다.
(라) 필요 이상으로 카페인이 함유된 식품을 먹지 않도록 주의해야 한다.

① (나)－(가)－(다)－(라)　　② (나)－(다)－(가)－(라)
③ (라)－(가)－(다)－(나)　　④ (라)－(다)－(가)－(나)

翻译 (가) 但是过量摄取的话会出现失眠症等副作用。
(나) 喝咖啡后不犯困，工作和学习会更加集中。
(다) 原因是咖啡中含有的咖啡因具有提神效果。
(라) 应该注意不要食用含有过量咖啡因的食品。

答案 ❷

解释 文章首先应提出将要描述的现象并解释原因，然后描述过度摄取咖啡因带来的后果，最后最初总结，提醒人们不要食用含有过量咖啡因的食品，选项④符合题意。

※ [16～18] 다음을 읽고 (　)에 들어갈 내용으로 가장 알맞은 것을 고르십시오. (각 2점)
阅读下文，选择合适的内容填入（　）。（各2分）

16.

최근 바퀴 달린 신발을 이용하는 사람들이 많아지고 있다. 하지만 많은 사람들이 골목길, 내리막길, 주차장 입구와 같은 (　　　　　　) 사고 위험성도 높아지고 있다. 학교, 대형마트, 백화점 등 여러 사람이 이용하는 장소에서는 충돌 사고가 생기기 쉬우므로 타지 않아야 한다.

① 위험하다고 생각되면　　② 위험하지 않는 장소에서는
③ 위험한 장소에서 이용하려면　　④ 위험한 장소에서 이용하면서

翻译 最近利用轮滑鞋的人逐渐增多。但是随着很多人在胡同，下坡路，停车场入口等危险的地方使用（轮滑鞋），发生事故的危险性也在增加。因为在学校，大型超市，百货店等公众场所很容易发生冲突事故，所以（在这些地方）不应该滑轮滑鞋。
① 如果认为危险的话　　② 在不危险的场所
③ 如果想在危险的场所利用　　④ 随着在危险场所利用

答案 ❹

解释 空缺部分后面提到危险性会增加，所以前面列举的胡同、下坡路、停车场入口等地方应该属于危险场所，空缺部分应填随着轮滑鞋在危险场所的利用，选项④符合题意。

17.

> 바깥에서 활동하는 시간이 길수록 미세먼지나 황사가 옷에 많이 달라붙게 마련이다. 옷은 하루 종일 피부와 맞닿아 있다. 이 때문에 옷이 미세먼지나 공기 중 세균에 오염되면 피부에 곧바로 자극을 줘서 가려움증이나 피부병이 (   ). 따라서 일상생활에서 옷을 깨끗하게 보관하도록 신경 써야 한다.

① 발생하기도 한다　　② 발생한 적은 없다

③ 발생하지는 않는다　　④ 발생한다고 볼 수 없다

翻译 **在外面活动时间越长，衣服上粘附的微尘或黄沙就会越多。因为衣服一整天都和皮肤接触，所以如果衣服被雾霾或者空气中的细菌污染了，皮肤就会受到刺激也会产生瘙痒症或者皮肤病。因此在日常生活中应该注意干净地保管衣服。**

① 也会产生　　② 不曾产生

③ 不产生　　④ 认为不会产生

答案 ❶

解释 文章最后一句提到在日常生活中应该注意干净地保管衣物，所以被雾霾或者空气中的细菌污染过的衣物会引起瘙痒症或皮肤病，选项①符合题意。

18.

> 열을 받았을 때 얼굴이 붉게 변하는 것은 핏줄에 많은 피가 흐르기 때문이다. 뭔가 일이 생겨 흥분하게 되면 심장이 빠르게 뛰기 시작한다. 심장이 활발하게 운동하면서 한꺼번에 많은 양의 피가 흐르면 우리 몸의 혈관에 더 많은 피가 자리를 차지하게 된다. 특히 피부 쪽 혈관에 많은 양의 피가 흐르면 (   ) 얼굴이 붉게 변하는 것이다.

① 피의 색깔 때문에　　② 혈관의 무게 때문에

③ 온도의 변화 때문에　　④심장이 늦게 뛰기 때문에

翻译 **情绪激动时脸变红，是因为血管里有大量血液在流动。如果因为某事而兴奋起来，心脏就会开始迅速跳动。随着心脏的活跃运动，一下子造成大量血液流动的话，会有更多的血液占据在我们身体的血管里。特别是皮肤血管里有大量血液流动的话，(　　)脸会变红。**

① 因为血液的颜色　　② 因为血管的重量

③ 因为温度的变化　　④ 因为心脏跳动慢

答案 ❶

解释 文章第一句提到情绪激动时脸会变红，是因为血管里有大量血液在流动，空缺部分前面提到皮肤血管里有大量血液流动，后面提到脸会变红，正是因为大量血液流动，血液是红色的，所以脸会变红，选项①符合题意。

※ [19~20] 다음 글을 읽고 물음에 답하십시오. (각 2점)
阅读下文，回答问题。（各2分）

최근에는 음식을 먹거나 특정 장소를 방문하는 등 내가 경험한 매 순간을 찍어 두는 이른바 '인증샷'을 SNS에 올리는 사람들이 많다. ( ) 관심을 끌기 위해 출입이 제한된 장소에 들어가거나 다른 사람의 사생활을 침해하면서까지 무리하게 연출된 인증샷을 올리는 사람들도 많다. 사진을 찍어 추억을 남기는 것도 좋지만 그보다 우선되어야 할 것은 공공예절이다. 인증샷을 찍기 전 '이곳이 사진 찍기에 적절한 때와 장소인지'를 먼저 생각하는 자세가 필요하다.

19. ( )에 들어갈 알맞은 것을 고르십시오.

① 반면에 ② 게다가 ③ 그런데 ④ 이처럼

翻译 **最近很多人都将自己所吃的食物或者去到的特定场所等自己所经历的每个瞬间拍下来，在sns上传认证照。（ ）也有很多人为了吸引关注，进入限制出入的场所侵犯他人的私生活，上传被过分地导演的认证照。虽然拍照留下回忆很好，但是首先应该要有公共礼貌。拍认证照之前应该首先想一下"在这个地方拍照，时间和场所是否合适"。**

答案 ❸

解释 文章首先提到了人们最近经常会做的一件事情，这与后面提到的进入限制出入的场所侵犯他人的私生活形成了转折关系，选项③符合题意。

20. 위 글의 내용과 같은 것을 고르십시오.

① 기념 사진은 아무데서나 찍어도 상관이 없다.
② 적절한 때와 장소를 확인하고 인증샷을 찍어야 한다.
③ 특별한 장소를 방문할 때는 반드시 사진을 찍어야 한다.
④ 인증샷은 사생활을 침해하면 안 되지만 장소는 관계가 없다.

翻译 **20.请选出和上文内容相符的选项**
① 纪念照不管在哪里拍都没有关系。
② 应该在确认合适的时间和场所后再拍认证照。
③ 访问特别的场所时，一定要拍认证照。
④ 认证照虽然不可以侵犯私生活，但场所是没关系的。

答案 ❸

解释 文章最后提到拍照之前应该考虑时间和场所是否合适，并不是在哪里拍都没有关系，选项①错误，选项②符合题意；访问特别的场所时，应考虑时间和场所是否合适，再决定要不要拍照认证，选项③错误；认证照不可以侵犯私生活，但也要考虑时间和场所，选项④错误。

※ [21~22] 다음 글을 읽고 물음에 답하십시오. (각 2점)
阅读下文，回答问题。（各2分）

가난한 사람은 좋은 아이디어나 사업이 눈앞에 보여도 사업을 하게 되면 일어날 많은 어려움을 걱정하며 계획만 세우는 경우가 많다. 이렇게 (　　　) 망설이다가 결국엔 실행도 하지 못하고 포기한다. 나중에 주변에서 성공한 사람들이 많이 보이기 시작하면 그제서야 뛰어들어 돈도 벌지 못하고 실패하기도 한다. 부자는 좋은 아이디어나 사업이 다가오면 기회를 알아보고 짧게 검토하고 뛰어들어 닥쳐오는 작은 문제들을 여유 있게 해결하고 돈을 번다. 성공 가능성이 높다면 실패를 겁내지 말고 도전하는 게 좋다.

21. (　　　)에 들어갈 알맞은 것을 고르십시오.

① 앞뒤를 재고　　② 눈길을 끌기　　한눈에 보이는　　④ 발걸음을 맞추고

翻译 贫穷的人即使眼前有好的想法或者事业，总是会担心事业开始后会遇到的各种困难，只空有计划。这样（　　）犹豫不决，结果还没有实行就放弃了。如果以后被周围成功的人们发现的话，这时候才去做不仅不能赚大钱还会失败。富人如果遇到好的想法和事业，就会抓住机会，简单商讨一下就去做，游刃有余地解决碰到的各种小问题，然后赚到钱。如果成功的可能性大的话，就不要害怕失败，应该勇敢去挑战。

21. 请选出适合填入括号内的选项。
① 瞻前顾后　② 引人瞩目　③ 一眼望去　④ 跟上步伐

答案 ❶

解释 空缺部分前面提到贫穷的人在尝试一件新事物前，总是会担心之后会遇到的各种困难，空缺部分后面提到贫穷的人会犹豫不决，在实行之前就放弃了，所以空缺的部分应填与犹豫不决意思相近的词，选项①符合题意。

22. **위 글의 중심 생각을 고르십시오.**

① 가난한 사람은 부자가 되기 어렵다.

② 성공한 사람을 따라 하면 성공할 수 있다.

③ 기회가 왔을 때 포기하지 말고 시작해야 한다.

④ 부자가 가난한 사람보다 사업에 성공할 확률이 높다.

翻译 **22.请选出上文的中心思想。**

① 贫穷的人很难成为富人。

② 跟着成功的人也可以成功。

③ 机会来临的时候不要放弃应该马上开始去做。

④ 富人比贫穷的人事业成功的概率高。

答案 ❸

解释 文章的最后一句是全文的主旨句，即如果成功的可能性大的话，就不要害怕失败，应该勇敢去挑战，选项③符合题意。

※ [23～24] 다음 글을 읽고 물음에 답하십시오. (각 2점)
阅读下文，回答问题。（各2分）

어렸을 때부터 동생과 자주 싸웠던 나는 항상 혼자 있는 것을 좋아했다. 부모님이 동생과 함께 방을 쓰라고 해도 고집을 부려 혼자 독방을 사용했다. 대학에 들어온 후 집안 형편이 갑자기 어려워져 동생과 같이 방을 쓰기 전까지는 항상 여유롭게 방을 혼자 썼다. 그래서 그런지 성격도 변해서 누군가와 같이 있는 것보다 혼자만의 자유로움을 좋아하게 되었다. 대학을 졸업하고 나는 군대를 미루고 대학원에 갔다. 하지만 동생은 비싼 학비 때문에 힘들어 하시는 부모님을 위해 학교를 휴학하고 먼저 군대에 갔다. 나는 다시 예전처럼 혼자 방을 쓸 수 있게 되었다. 방을 더 넓게 쓰기 위해 군대 간 동생의 물건들을 정리하던 중 어렸을 때 할머니 집에서 놀던 사진을 한 장 발견했다. <u>그 사진을 보는 순간 나도 모르게 갑자기 동생의 빈자리가 느껴졌다.</u>

23. 밑줄 부분에 나타난 '나'의 심정으로 알맞은 것을 고르십시오.

① 설레다 ② 아쉽다
③ 허전하다 ④ 부담스럽다

翻译 小时候经常和弟弟打架的我总是喜欢一个人的时候。即使弟弟和父母用一个房间我也执意要自己用一个房间。在上大学之后家里条件突然变得困难了，就开始和弟弟用同一个房间，在这之前我一直惬意地自己用着房间。也许是因为这样所以性格也变了，比起和别人在一起时，我更喜欢自己一个人的时候的自由。大学毕业以后，我推迟了入伍，去了研究生院。但是弟弟为了因昂贵的学费而辛苦工作的父母，休学先去了军队。我又可以像以前一样一个人使用房间了。为了更宽敞地使用房间，在整理入伍的弟弟的物品时发现了一张小时候在奶奶家玩的照片。看到这张照片的瞬间我不由得感受到弟弟的空缺。

23.请选出符合划线部分"我"的心情的选项。
① 激动，兴奋 ② 可惜，遗憾
③ 空虚，空落落 ④ 有负担

答案 ❸

解释 划线部分提到"我"看到小时候和弟弟在一起的照片，感受到了弟弟不在时的空缺，所以"我"此时的心情应是空落落的，选项③符合题意。

24. 위 글의 내용과 같은 것을 고르십시오.

① 나는 항상 동생과 같이 방을 썼다.
② 나는 대학원을 그만두고 군대에 갔다.
③ 동생과 자주 싸워서 나의 성격이 변했다.
④ 동생은 부모님의 학비 부담을 줄이려고 학교를 휴학했다.

翻译 24.请选出和上文内容相符的选项。
① 我总是和弟弟一起用房间。
② 我放弃了研究生院去了军队。
③ 因为经常和弟弟打架，所以我的性格变了。
④ 弟弟为了减轻父母的学费负担，休学了。

答案 ❹

解释 "我"喜欢一个人住，并不喜欢和别人一起住，选项①错误；"我"推迟了入伍时间，去上了研究生，选项②错误；文中并未提到"我"经常和弟弟打架，选项③错误；弟弟为了让父母轻松一点，选择了休学去入伍，选项④符合题意

※ [25～27] 다음 신문 기사의 제목을 가장 잘 설명한 것을 고르십시오. (각 2점)
请根据下列新闻标题，选择合适的解释说明。（各2分）

25. 먹구름 짙어진 수출전선…올 증가율 작년의 '반토막' 전망

① 기상악화로 인해 수출에 많은 어려움을 겪고 있다.
② 해외 수출이 줄어 국가 경제에 많은 부담이 되고 있다.
③ 작년보다 수출이 증가했지만 경제는 좋아지지 않고 있다.
④ 올해 수출증가율은 작년의 절반 수준에 그칠 것으로 예상된다.

翻译 乌云密布的出口战线……预计今年的增长率将跌至去年的'一半'
① 由于天气恶化，出口遇到了很多困难。
② 海外出口缩减，给国家经济造成很大负担。
③ 虽然出口比去年有所增加，但经济并没有好转。
④ 预计今年的出口增长率将仅为去年的一半。

答案 ❹

解释 用"乌云密布"来形容出口站线，所以出口方面的形势不容乐观，后文又提到今年增长率将下跌至去年的一半，即预计今年的出口增长率将仅为去年的一半，选项④符合题意。

26. "경제도 어려운데"…경기 택시·버스 요금 인상 '도미노'

① 어려운 경제 사정 때문에 교통요금을 올리지 않기로 했다.

② 교통요금 인상 때문에 경기 지역 경제가 어려움을 겪고 있다.

③ 경제가 어려워지면 경기 지역 교통요금이 제일 먼저 인상된다.

④ 경기지역 택시요금 등 교통요금 인상이 잇따를 것으로 예상된다.

翻译 **："经济也不景气"……京畿地区出租车和公交车费用上调 '多米诺骨牌'**
① 由于经济不景气，决定不增加交通费用。
② 由于交通费上涨，京畿地区的经济陷入低迷。
③ 如果经济不景气，京畿地区的交通费将最先上涨。
④ 预计京畿地区的出租车费用等交通费将接连上涨。

答案 ❹

解释 经济不景气导致了京畿地区出租车和公交车费用上涨，形成了恶性循环的"多米诺骨牌"，所以京畿地区的出租车和公交车费用将会接连上涨，选项④符合题意。

27. 때이른 더위 시작, 여름 상품 '불티'

① 여름 상품들이 예전보다 많이 팔리면서 더위도 시작되었다.

② 여름 상품이 잘 팔리는 것을 보니 더위가 일찍 올 것 같다.

③ 더위가 예전보다 늦게 오는 바람에 여름 상품들이 안 팔린다.

④ 더위가 예전보다 일찍 시작되면서 여름 상품들이 많이 팔리고 있다.

翻译 **"暑热过早开始，夏季商品"热销"**
① 随着夏季商品比以前热销，暑热也开始了。
② 从夏季商品热卖可以看出暑热似乎来得早了。
③ 由于暑热比以前来得晚，所以夏季商品没有卖出。
④ 随着暑热比以前早开始，夏季商品正在热销。

答案 ❹

解释 选项①将原因和结果倒置，错误；是因为暑热来得过早，导致夏季商品热销，并不是从从夏季商品热卖看出暑热来得过早，选项②错误；选项③提到的是与题目中完全相反的情况，选项③错误；暑热过早开始，夏季商品畅销，选项④符合题意。

※ [28～31] 다음을 읽고 ( )에 들어갈 내용으로 가장 알맞은 것을 고르십시오. (각 2점) 阅读**下文，**选择**合适的**内**容**填**入（ ）。**

28.

집에서 키우는 개를 자세히 관찰하면 코 부분이 항상 젖어 있는 것을 발견할 수 있다. 개의 코 끝에는 냄새 맡는 신경이 많이 모여 있다. 또한 개의 후각은 사람보다 100만배~10억배정도 더 발달되어 있다. 개의 코 끝이 젖어 있으면 신경이 예민하게 작용하여 공기에 접촉하기가 쉬워진다. 그러므로 ( ) 냄새를 맡지 못하게 되고 열이 있는 등, 몸의 상태가 좋지 않다는 뜻이다.

① 코 끝이 마르면
② 후각이 예민하면
③ 후각이 발달하면
④ 코 끝에 열이 있으면

翻译 **如果观察家里养的狗的话，可以发现狗的鼻子总是湿的。狗的鼻尖上有很多嗅觉神经。并且狗的嗅觉要比人类发达100万倍~10亿倍。如果狗的鼻尖湿着的话，神经就会敏感地起作用，从而变得容易接触空气。因此（ ）就会不能嗅到气味，发烧等，就意味着身体状况不好了。**

① 如果 鼻尖干了
② 如果嗅觉灵敏
③ 如果嗅觉发达
④ 如果鼻尖发烧

答案 ❶

解释 狗的鼻尖如果是湿的话，表示狗的神经处于敏感状态，此时狗的嗅觉会十分灵敏，空缺部分后面提到不能嗅到气味，意味着身体状况不好，所以空缺部分应填的内容应与鼻尖湿的状态相反，选项①符合题意。

29.

조선시대에는 국가기관인 사역원에서 외국어 교육을 담당하였다. 일종의 기술교육이었다. 기술관들은 대부분 중인계급으로 그 직업은 자녀에게 세습되는 경향이 있었다. 그래서 아버지한테서 전문 지식을 어렸을 때부터 배울 수 있었다. 그리고 대개 지역적으로 외국어 교육이 이루어졌다. 우리나라 동남부에서는 일본어를 주로 교육했고, 북쪽에서는 중국어나 몽골어를 교육했는데, 이는 (　　　　　　　) 때문이다.

① 지리적으로 위험했기　　② 역사적으로 멀리했기

③ 지리적으로 가까웠기　　④ 역사적으로 좋아했기

翻译 **在朝鲜时代国家机关司译院担当着外语教育的工作。是一种技术教育。技术官大部分是介于两班和平民之间的阶层，这个职业倾向于子女世袭。因此可以从小时候开始向父亲学习专业知识。并且完成大部分地区的外语教育。在我们国家东南部主要教授日语，北部教授汉语和蒙古语，这是因为（　　）。**

① 地理位置危险　　② 历史久远

③ 地理位置相近　　④ 历史上喜欢

答案 ❸

解释 由东南部教授日语，北部教授汉语和蒙古语可知，这与地理位置有关，文中并未涉及危险的地理位置，选项①错误；韩国东南部与日本相近，北部距离中国和蒙古近，所以出现这种现象的原因是因为地理位置相近，选项③符合题意。

30. 한 방송 광고에 아이가 화분에 주스를 부으면서 "우리 엄마처럼 예뻐져야 돼." 라고 말하는 장면이 나온다. 하지만 예민한 식물류, 어린 식물, 오래된 식물 등은 높은 농도의 주스를 부으면 뿌리가 썩어 죽을 수 있다. 주스에 첨가한 설탕의 농도가 높으면 미생물이 번성하고 부패가 심하며 뿌리가 썩기 때문이다. 그러나 주스의 종류가 단순히 잎이나 줄기에서 나온 것이면 (　　　) 오히려 생육을 촉진할 수 있다.

① 식물 상태에 문제를 일으켜서　　② 식물 성장에 큰 이상은 없으며
③ 식물 성장에 큰 방해가 돼서　　④ 식물 상태에 부정적으로 변해

翻译 在一个电视广告上出现这样一个场面，一个孩子边往花盆里倒果汁，边说“要像我妈妈一样变得漂亮才行呀”。 但是如果给敏感的植物类，幼苗，古老的植物等浇果汁的话，它们的根会腐烂死掉。因为如果果汁中添加的糖的浓度高的话，微生物变多，腐烂严重，根就会烂掉。但是如果果汁的种类只出现在叶子或茎上的话，（　）反而可以促进生长。

① 使植物状态产生问题　　② 植物生长没有大的异常
③ 妨碍植物生长　　④ 使植物状态变坏

答案 ❷

解释 空缺部分后面提到可以促进生长，所以果汁只出现在叶子和茎上时，不会导致植物状态产生问题、变坏或者妨碍植物生长，选项②符合题意。

31.

우리는 평소 (   ) 공감을 느끼기 때문에 유행으로 이어진다. 게다가 모방이나 공감은 친한 사람일수록 더 강해진다. 이와 같은 현상을 '심리사회적 전염'이라 하는데, 이는 다른 사람들의 정서와 생각, 행동에 감염되는 성향을 말한다. 특히 우리 뇌는 친밀감이 높은 정서에는 쉽게 전염되며, 또한 타인에게 퍼뜨리기도 좋아한다. 또 공포나 혐오감, 불안이나 화처럼 정서적 요소뿐만 아니라 행동도 쉽게 전염된다.

① 상대방과 비교할 때
② 상대방의 행동이 싫을 때
③ 상대방 행동을 모방할 때
④ 상대방과 비교할 수 없을 때

翻译 因为我们平时（　），可以感受到共鸣，所以这种行为一直流行着。并且越是亲近的人，这种模仿或者共鸣会越强。这种现象被称做"社会心理传染"，指的是被他人的情绪、想法和行动感染的倾向。我们的大脑特别容易被亲密度高的情绪所传染，并且也喜欢传播给别人。不只有恐惧，厌恶感，不安和怒气等情绪因素，行动也很容易被传染。

① 和对方比较时
② 讨厌对方的行动时
③ 模仿对方的行动时
④ 无法和对方比较时

答案 ❸

解释 文章第二句提到"这种模仿或者共鸣"，而且后文也解释说明了这种"社会心理传染"现象，所以空缺部分应填入与"模仿"有关的内容，选项③符合题意。

※ [32～34] 다음을 읽고 내용이 같은 것을 고르십시오. (각 2점)
阅读下文，选择与文章内容相符的选项。（各2分）

32.

모성본능이란 동물이 자신의 새끼를 돌보고 기르고자 하거나 사람이 자신의 아이를 돌보고 양육하고자 하는 욕구이다. 동물들이 보이는 모성행동은 선천적이고 유전적이므로 본능적인 측면에 가깝지만 사람들의 모성행동은 경험이나 학습을 통해서 얻어지는 경향이 강하다. 모성본능에는 새끼의 요청에 대해 어미가 즉각적으로 반응해 주는 것, 위급할 때 외부의 위협으로부터 보호해 주는 것, 그리고 새끼들과 신체적으로 밀접하게 접촉하여 안락감을 느끼도록 하는 감각적 접촉 등이 포함된다.

① 모성본능은 동물들이 사람들보다 강하다.
② 사람들의 모성본능은 선천적이고 유전적인 면이 강하다.
③ 모성본능은 자신의 새기나 아이를 돌보고 양육하려는 욕구이다.
④ 동물들의 모성본능은 경험이나 학습을 통해 언어지는 경향이 강하다.

翻译 母性本能是指动物想要照看抚养自己的幼崽或者人类想要照顾养育自己的孩子的欲望。因为动物的母性行为是先天性的和遗传性的，因此从本能方面来讲，和人类很相似，但是人类的母性行为更倾向于通过经验或者学习来获得。母性本能包括母亲对于孩子的要求立即做出反应，在危急关头保护孩子免受外部的威胁，并且也包括和孩子通过身体上的密切接触，使其获得安乐感的情感接触等。
① 动物的母性本能比人类更强。
② 人类的母性本能在先天性和遗传性方面更强。
③ 母性本能是想要照顾养育自己的幼崽或者孩子的欲望。
④ 动物的母性本能更倾向于通过经验或者学习来获得。

答案 ❸

解释 文中并未提到动物和人类的母性哪个更强，选项①错误；动物的母性行为是先天性的和遗传性的，人类的母性行为更倾向于通过经验或者学习来获得，选项②和选项④错误；母性本能是指动物想要照看抚养自己的幼崽或者人类想要照顾养育自己的孩子的欲望，选项③符合题意。

33.

> 제사에 관한 한 전 세계 민족 가운데 한국인만큼 관심이 많은 민족도 없을 것이다. 명절마다 고속도로가 주차장이 되어도 고향에 가는 큰 이유 중 하나는 조상들에게 제사를 지내기 위함이다. 물론 이때 조상이라 함은 막연한 조상이 아니라 아버지, 혹은 남편의 조상만을 말하는 것이다. 엄마 조상이나 처의 조상들에 대해서는 제사를 지내지 않는데 이것은 가부장제의 영향이라고 할 수 있다. 그래서 여성들은 제사에 대해 그다지 좋은 생각을 갖고 있는 것 같지 않다.

① 제사는 남편의 조상들에게만 지낸다.

② 제사는 일반적으로 남자의 조상들에게 지낸다.

③ 제사를 지내기 위해 사람들은 명절마다 고향에 간다.

④ 제사가 너무 많기 때문에 여자들은 제사를 좋아하지 않는다.

翻译 **在全世界的民族中没有比韩国更关注祭祀的民族。每逢节日即使高速公路会变成停车场人们也要回家乡，回家乡的主要原因之一就是为了进行祭祀。当然这里的祖先不是指笼统的祖先，指的只是父亲或者丈夫的祖先。不对母亲的祖先或者姨的祖先进行祭祀，这主要是受家长制的影响。因此女性对于祭祀总是抱有不太好的想法。**

① 只对丈夫的祖先们进行祭祀。

② 一般是对男性的祖先进行祭祀。

③ 为了进行祭祀，人们每逢节日就回家乡。

④ 因为有太多祭祀，所以女人们不喜欢祭祀。

答案 ❷

解释 韩国的祭祀指的是对父亲或者丈夫的祖先进行祭祀，并不只是对丈夫的祖先们进行祭祀，选项错误；祭祀一般对男性的祖先进行祭祀，选项②符合题意；每逢节日人们回家乡的主要原因之一是为了祭祀，并不只是为了进行祭祀，人们才回家，选项③错误；因为不对母亲或姨母的祖先进行祭祀，所以女性对祭祀总是抱有不太好的想法，选项④错误。

34.

> 온돌은 한국의 독특한 난방법으로 열의 효율이 좋고 연료나 시설이 경제적이다. 또한 고장이 별로 없을 뿐 아니라 한번 만들어 놓으면 자주 손질이 필요하지 않다는 장점이 있다. 그러나 열전도에 의한 난방이므로 방바닥 면과 윗면의 온도차이가 심하여 누워 있는 사람의 건강에 좋지 않다. 게다가 온도를 유지하기 위해 방을 밀폐하므로 환기가 잘 되지 않고, 습기가 없어져 건조하고, 가열시간이 길고 온도조절이 어렵다는 단점도 있다.

① 온돌은 적당한 온도를 준비하는 시간이 길다.

② 온돌은 세계적으로 한국에만 있는 난방 시설이다.

③ 온돌은 습기가 없어 건조하지만 환기 기능이 좋다.

④ 온돌은 방 위와 아래의 온도차이가 없어 몸에 이롭다.

翻译 **火炕作为韩国的一种独特的采暖方法，效率高并且燃料和设施比较经济实惠。不仅不会出现故障，而且一旦安装以后，也不用经常打理。但是因为是根据热传导方式来取暖，所以房间地面和上面的温度差很大，对于躺着的人的健康不太好。并且因为要通过密闭房间来维持温度，所以通风不太好，没有湿气比较干燥，而且加热时间长，很难调节温度。**

① 火炕预热的时间比较长。

② 火炕是在全世界范围内只有韩国才有的采暖设施。

③ 使用火炕的房间虽然没有湿气比较干燥，但是通风好。

④ 使用火炕的房间，房间上部和下部没有温度差，所以对身体有益。

答案 ❶

解释 文章最后一句提到火炕加热时间很长，选项①符合题意；火炕是韩国一种独特的采暖方法，但文中并未提到只有韩国有这种采暖设施，选项②错误；因为要通过密闭房间来维持温度，所以通风不太好，没有湿气比较干燥，选项③错误；因为火炕是根据热传导方式来取暖，所以房间地面和上面的温度差很大，对于躺着的人的健康不太好，选项④错误。

※ [35～38] 다음 글의 주제로 가장 알맞은 것을 고르십시오. (각 2점)
请选择下文的主旨。（各2分）

35.

얼마 전 전국 초•중•고 교사의 50.6%가 자녀 수 2명 이상인 '다자녀 가구'를 꾸리고 있다는 통계 자료가 발표돼 화제가 됐다. 조사 대상엔 미혼 교사도 포함돼 있어 실제 기혼 교사 가정의 다자녀 비율은 훨씬 높을 것으로 추정된다고 했다. '평균출산율 1.24명' 시대에 이례적인 수치다. 보장된 정년과 자유롭게 휴직할 수 있는 분위기, 이른 퇴근 시간과 방학 등의 근무 조건이 출산율을 높인 것이다. 아이를 흔쾌히 낳아 기를 만큼 삶이 안정적이란 얘기다. '좋겠다'는 마음이 절로 생긴다.

① 출산율을 높이기 위해 교사들이 앞장서고 있다.
② 출산율을 높이기 위해 퇴근 시간을 앞당겨야 한다.
③ 평균출산율을 높이기 위해서는 교사의 수를 늘려야 한다.
④ 근무 조건이 좋고 생활이 안정적인 사람들의 출산율이 높다.

翻译 不久前发表的统计资料成为热门话题，该资料显示全国50.6%的初・中・高教师是有两名以上子女的“多子女家庭”。因为调查对象也包括未婚的教师，所以可以推测出实际已婚教师多子女家庭的比例确实很高。在这个“平均出生率1.24名”的时代，这是异乎寻常的数值。有保障的退休年龄和可以自由休假的氛围，早早的下班时间和放假等工作条件提高了出生率。就像可以毫无压力地生孩子一样，生活非常安定。不禁让人感叹“真好啊”。
① 为了提高出生率，教师们正在带头。
② 为了提高出生率，应该将下班时间提前。
③ 为了提高出生率，应该增加教师的数量。
④ 工作条件好，并且生活安定的人的生育率高。

答案 ❹

解释 文章只提到了教师行业的子女出生率较高，并不是为了提高出生率，教师们正在带头，选项①错误；文中提到教师的下班时间早，并未呼吁为了提高出生率，应该将下班时间提前，选项②错误；文中没有提到为了提高出生率，应该增加教师的数量，选项③错误；文中提到教师行业有保障的退休年龄和可以自由休假的氛围，早早的下班时间和放假等工作条件，这些条件提高了出生率，选项④符合题意。

36.

> 새로 지은 건물 안에서 거주자들이 느끼는 건강상 문제 및 불쾌감을 '새집 증후군'이라 한다. 집이나 건물을 새로 지을 때 사용하는 건축자재나 벽지 등에서 유해물질로 인해 건강상 문제 및 불쾌감을 이르는 용어이다. 사람이 이러한 오염에 짧은 기간 노출이 되면 두통, 기침, 가려움증, 피로감, 집중력 저하 등의 증상이 생길 수 있다. 또한 오랜 기간 노출이 되면 심장병, 암 등의 질병이 나타날 수도 있다. 따라서 이러한 피해를 줄이기 위해서는 친환경 자재를 사용해야 한다.

① 새집에 이사하는 것은 되도록 피하는 것이 좋다.

② 새집에 이사하면 각종 질병에 걸리기 때문에 좋지 않다.

③ 새집 증후군을 줄이기 위해 천연 자재 사용이 필요하다.

④ 새집 증후군을 예방하기 위해 벽지 사용을 금지해야 한다.

翻译 居住者在新建的建筑内感觉到的健康上的问题和不适感被称作“新房症候群”。因为房子或者建筑在新建时使用的建筑材料和壁纸内含有有害物质，所以才会造成健康问题和不适感。如果人们短时间暴露于这种污染下，就会产生头痛，咳嗽，瘙痒症，疲劳感，集中力下降等症状。并且如果长时间暴露于这种污染下，也可能会导致心脏病，癌症等疾病。因此为了减少这种危害，应该使用绿色材料。

① 尽可能避免搬新家。

② 因为搬到新家的话，可能会患上各种疾病，所以不太好。

③ 为了减轻新房症候群，应该使用天然材料。

④ 为了预防新房症候群，应该禁止使用壁纸。

答案 ❸

解释 为了避免“新房症候群”，应该使用绿色材料，并不是避免搬新家，选项①错误；文中只是提到在新建的建筑里可能会造成健康问题，并不是说搬新家不好，选项②错误；绿色材料即天然材料，选项③符合题意；文中未提到禁止使用壁纸，选项④错误。

37. 연예인의 사생활 관련 보도는 언제나 대중의 큰 관심을 받는다. 특히 최근에는 연예인의 비밀 결혼, 이혼, 가정불화 등 비밀스러운 사생활 역시 대중에게 속속 공개되고 있다. 팬들의 입장에서 좋아하는 연예인의 사생활을 궁금해하는 것은 자연스러운 현상이다. 하지만 연예인도 엄연히 한 개인으로서 사생활을 보호받아야 한다. 연예인들에게도 원하지 않는 사생활은 공개하지 않을 권리가 있기 때문이다. 연예인이 대중의 관심과 사랑을 바탕으로 만들어진다고 해서 그들의 사생활이 많은 대중에게 공개되어야 할 이유는 없다.

① 연예인의 평범한 사생활은 공개되는 것이 좋다.
② 연예인의 사생활 공개를 요구하는 것은 기본권 침해이다.
③ 연예인들은 팬들의 알 권리를 위해 사생활을 공개해야 한다.
④ 좋아하는 연예인의 사생활을 궁금해하는 것은 당연한 일이다.

翻译 和明星的私生活相关的报道总是能受到大众的瞩目。尤其最近明星的隐婚，离婚，家庭不和等隐秘的私生活也正源源不断地被公开。站在粉丝的立场，对喜欢的明星的私生活感兴趣是很自然的现象。但是明星个人的私生活也应该受到保护。因为明星们也有不想要公开私生活的权利。虽说明星是由大众的关心和喜爱造就的，但是他们并没有必须向大众公开私生活的理由。
① 公开明星平凡的私生活是好事。
② 公开明星私生活的要求侵犯了他人的基本权利。
③ 明星们为了粉丝的知情权应该公开私生活。
④ 对喜欢的明星的私生活感到好奇是理所当然的事。

答案 ❷

解释 明星的私生活被公开会造成明星的隐私被侵犯，选项①错误，选项②符合题意；明星的个人的私生活应该受到保护，他们并没有必须向大众公开私生活的理由，选项③错误；对喜欢的明星的私生活感兴趣是很自然的现象，但不是理所当然的事，选项④错误。

38. 사람에게는 누구나 다 약점이나 단점이 있다. 어떤 사람들은 그런 것들 때문에 불평과 불만을 갖곤 하지만 현명한 사람은 그것을 받아들이고 해결 방법을 고민한다. 고민하며 찾아낸 방법을 꾸준하게 실천하다 보면 뜻하지 않는 좋은 결과를 만나게 되는 것이 우리 삶이기 때문이다. 키가 작아서 불리하고, 학력이 부족해서 어렵다고 생각할 수도 있지만 키가 작아서 민첩하고, 학력이 부족하니 더 노력할 수 있다. 벌어진 모든 일은 의미가 있기 마련이고, 그 의미를 좋게 해석할 수만 있다면 우리의 삶은 더 발전할 수 있을 것이다.

① 약점을 가진 사람들은 불평과 불만이 많다.

② 자신에게 주어진 상황에 불평하는 사람들이 많다.

③ 단점을 해결하기 위해 노력하면 발전된 삶을 살 수 있다.

④ 키가 작은 것은 단점이지만 학력이 부족한 것은 단점이 아니다.

翻译 **每个人都有弱点或缺点。有些人因为这些弱点或缺点而觉得不公平和不满，但是明智的人会接受它们并思考解决方法。经过一番思考，坚持地实践找出的方法，就会得到意想不到的好的结果，因为生活就是这样的。有时候我们会认为个子矮不利，学历不够所以很困难，但是正因为个子矮才敏捷，因为学历不够所以才会更努力。世上所发生的所有事情都自然有它的意义，如果只往好的方面解释它的意义的话，我们的生活就会向前进一步发展。**

① 有弱点的人有很多不平和不满。

② 对于自己所处的境况感到不平的人有很多。

③ 如果为了解决缺点而努力的话，就可以过上不断发展的生活。

④ 虽然个子矮是缺点，但是学历不足不是缺点。

答案 ❸

解释 有些人会因为弱点或缺点而觉得不公平和不满，并不是有弱点的的人有很多不平和不满，选项①错误；文中没有提到对于自己所处的境况感到不平的人的多少，选项②错误；文章最后提到如果只往好的方面解释缺点的意义，我们的生活就会向前进一步发展，选项③符合题意；个子矮和学历不足都可能被认为是缺点，选项④错误。

※ [39～41] 다음 글에서 <보기>의 문장이 들어가기에 가장 알맞은 곳을 고르십시오. (각 2점)
请将<示例>中的句子填入下文合适的位置。（各2分）

39.

소금이라는 것은 두 얼굴을 지니고 있다. 우리가 먹는 음식의 "맛을 내기도 하고", 반대로 "맛을 죽여 못 먹게도 만드는" 양면성을 갖고 있다. (㉠) 소금이 조금이라도 모자라면 음식의 맛이 맹탕이 되어버린다. 반대로 염분이 지나치면 입에 댈 수 없는 것이 되어버린다. (㉡) 가령 흰죽을 그것만 먹으려면 맛이 없어 못 먹는다. 간이 맞지 않기 때문이다. (㉢) 그러나 귤이나 사과 등의 과일은 짠 맛이 없더라도 맛있게 먹을 수가 있다. (㉣) 염분이 없더라도 시고 달콤한 맛이 미각을 자극하여 타액을 분비시켜 주기 때문이다.

보기

시고 짜고 맵고 하는 것이 알맞아야 음식 맛이 나게 되는 것이다.

① ㉠　　② ㉡　　③ ㉢　　④ ㉣

翻译 盐具有两面性。它既可以给食物"提味"，也可以"毁了食物的味道使食物变得无法入口"。哪怕盐只是少一点点，食物的味道就会完全成为清汤。但是盐太多的话，就会变得无法下嘴。（酸，咸，辣都要合适了，食物才能变得好吃。）即使只吃白粥，没味儿的话也吃不下。因为咸淡不合适。但是橘子和苹果等水果就算没有咸味也很好吃。因为即使没有盐分，但是酸味和甜味刺激味觉就会导致唾液的分泌。

答案 ❷

解释 因为"即使只吃白粥，没味儿的话也吃不下。因为咸淡不合适"和"橘子和苹果等水果就算没有咸味也很好吃"之间有"但是"连接，所以(㉢)部分不应填入句子。应在描述完咸的味道之后，接着描述其他味道，选项②符合题意。

40.

가슴 따뜻한 사람들의 이야기를 담은 조은재의 에세이 『도시락』이 출판되었다. 이 책은 서른아홉 편의 이야기로 구성되어 있다. (㉠) 아들의 자전거를 훔쳐 간 구두닦이 소년을 혼내지 않고 모르는 척 돌아서주는 아버지. (㉡) 손자에게 동화를 읽어주기 위해 칠순 나이에 글을 배워 생에 최초의 편지를 써 내려가는 할머니의 사연을 소개한다. (㉢) 이를 통해 나눌 줄 알고 감사할 줄 아는 '가난한 마음'이 무엇인지 느낄 수 있다. (㉣) 가난한 이웃들의 이야기지만 물질만능주의 사회를 살아가는 현대인들에게 정말 필요한 것을 가르쳐 준다.

보기

어려운 세상살이에 힘겨워하는 사람들이 까맣게 잊고 있던 그 시절 어머니의 도시락을 다시금 떠올리게 한다.

① ㉠　　② ㉡　　③ ㉢　　④ ㉣

翻译 赵恩才的散文[便当]出版了，这本书主要讲述了内心温暖的人们的故事。共有39篇故事。(在艰难的世上辛苦生活的人们再次想起了被完全遗忘了的那个时期的妈妈的便当，)没有对偷了儿子自行车的擦皮鞋的少年进行训斥，装作不知道而转身的父亲，为了给孙子读童话，在70岁开始学习文字，写下人生的第一封信的奶奶的故事。通过这些故事可以感受到什么是懂得分享和感谢的"贫穷的心"。虽然讲述的是贫穷的邻里们的故事，但是能教给在这个物质万能主义的社会中生活的现代人所真正需要的东西。

答案 ❶

解释 要填入的句子为"在艰难的世上辛苦生活的人们再次想起了被完全遗忘了的那个时期的妈妈的便当"，是对人们读过《便当》之后的感受的描写，应该在文章开头介绍完书之后填入，选项①符合题意。

41. 덥고 습한 날씨가 되면 세균이 번식하기 쉽고 음식이 상하기 쉽다. (㉠) 여름철 식중독에 대한 상식을 잘 알아두면 건강한 여름을 지내기에 도움이 된다. (㉡) 일반적으로 구토, 설사를 하면 탈수를 예방하기 위하여 매일 300cc 정도의 음료수나 맑은 과일 주스를 천천히 마시는 게 좋다. 음식은 조금씩 자주 먹고 부드러운 음식을 먹는다. (㉢) 설사가 계속되면 쌀을 끓인 미음을 수시로 마시면 도움이 된다. (㉣) 소화기에 자극을 주는 튀김 음식, 콩, 카페인 음식, 알코올, 탄산음료, 감자, 매우 뜨겁거나 아주 찬 음식, 청량음료는 되도록 피하는 게 좋다.

보기

더울 때에 배탈이 나서 고생을 해 본 사람이면 건강을 미리 지키는 것이 소중하다는 사실을 기억할 것이다.

① ㉠　　② ㉡　　③ ㉢　　④ ㉣

翻译 在闷热潮湿的天气，细菌很容易繁殖，并且食物很容易坏掉。（如果你是在炎热的时候会因拉肚子而受苦的人的话，要记住保持健康。）清楚地了解关于夏季食物中毒的常识有助于你度过一个健康的夏天。如果一般是呕吐和拉肚子的话，为了防止脱水，最好每天慢慢喝300毫升的饮料或者清爽的果汁。少食多餐，吃柔软的食物。如果持续拉肚子，经常喝用米熬的米汤会有所帮助。尽可能地避开对消化器官有刺激作用的油炸食物，大豆，含咖啡因的食物，酒精，碳酸饮料，土豆，非常热或者非常凉的食物，冷饮等。

答案 ❶

解释 空缺部分后面提到食物中毒，所以前文应该有关于食物中毒即夏天吃了坏掉的食物产生的后果的说明，要填入的句子提到了夏天拉肚子的情况，因此句子应填在㉠处，选项①符合题意。

※ [42～43] 다음 글을 읽고 물음에 답하십시오. (각 2점)
阅读下文，回答问题。（各2分）

중학교 시절 나의 용돈은 고작 5000원이었다. 초, 중고 시절 오락실에 다니는 것을 하루도 빼먹지 않던 나는, 용돈을 나눠 하루 200원씩만 쓴다 하더라도 아쉬움이 남는 돈이었다. 즉, 용돈이 적었다는 뜻이다. 아무튼 난 그 돈을 가지고 초등학교 때부터 꾸준히 오락실을 다녔다. 그 결과 당시 나왔던 오락 중 못하는 게 없었고 마음대로 오락은 끝을 보기 위해 노력했다. 내가 오락실을 다니지 않게 된 것은 한 친구를 만나면서였다. 당시 우리 반에는 중학교 2학년이라 믿어지지 않는 녀석이 있었다. 그 애는 조용했으며 덩치가 컸었고 선생님들의 절대적인 신뢰를 받으며 숙제도 꼬박꼬박 해오는 그런 녀석이었다. 아무도 녀석에게는 말을 쉽게 붙이거나 무시할 수 없었던 것 같다. 키순으로 짝을 정했던 우연한 기회에 우리는 같이 앉게 되었다. 그 친구는 키가 꼭 나와 같았다. <u>하루쯤 지내고 나서야 서로 몇 마디 나누게 되었는데 뭔가 느낌이 좋았던 것 같다.</u> 서로 건네는 말수가 늘어날 무렵 녀석이 가져온 미니카세트를 빌려 들어보게 되었다. 그 미니 카세트에서 흘러나오는 노래는 우연치 않게 내가 알고 좋아하던 노래였다. 우리 집에 오래된 레코드가 꽤 있었기 때문에 단번에 무슨 곡인지 알아맞혔고, 그 때 녀석과 마주보고 웃었던 기억이 난다.

42. 밑줄 부분에 나타난 '나'의 심정으로 알맞은 것을 고르십시오.

① 난처하다　② 담담하다　③ 기대되다　④ 불안하다

翻译 中学时期我的零用钱只有5000元。小学，初中高中时期我每天都去游戏厅，即使我每天分着只用200元，这钱还是让人觉得留有遗憾。就是说零用钱少的意思。不管怎样我就是拿着这钱从小学开始一直来往于游戏厅。结果当时出来的游戏没有我不会的，我一直在尽情地为看到游戏的尽头而努力。我不去游戏厅是从遇见一个朋友开始的。当时是初中二年级，我们班有一个难以置信的家伙。他很安静，块头大，并且深受老师们的信赖，作业也认认真真地完成。他似乎很好搭话，是个不能小看的家伙。在按身高定同桌的偶然的机会下我们坐到了一起。他和我的身高差不多。经过一天的相处，互相说了几句话，感觉还不错。互相搭话的次数多了以后，我借了他带来的迷你盒式磁带来听。从这个迷你盒式磁带中传来的正好是我所喜欢的歌曲。因为我们家有不少旧唱片，所以我一下子就猜出了这是什么歌曲。不禁回想起当时和他对视一笑的场景。

42.请选择与划线部分“我”的心情相符的选项。

① 为难，难堪　② 淡然，冷静　③ 令人期待的　④ 不安的

答案 ❸

解释 划线部分提到“我”和新同桌坐在一起后，说了几句话，感觉还不错，所以此时“我”内心的感觉应是正面的、积极的，即期待之后和那位同学做同桌的生活，选项③符合题意。

43. 위 글의 내용과 같은 것을 고르십시오.

① 오락실에서 놀고 돌아갈 때 늘 아쉬움을 느꼈다.

② 중학교 2학년 때 나는 친구들에 비해 체격이 컸다.

③ 나는 숙제를 잘해 와서 선생님께 항상 칭찬을 받았다.

④ 우연히 짝이 된 그 친구와 나는 우연치 않는 기회로 친해졌다.

翻译 **43.请选择与上文内容相符的选项。**

① 从游戏厅回来时总是觉得很遗憾 。

② 初二时我在朋友们当中个子比较高。

③ 我作业做得好，所以总是受到老师的称赞。

④ 我和偶然成为同桌的那个朋友，因一个并非偶然的机会变得亲近了。

答案 ❹

解释 “我”是因为零花钱太少而感到遗憾，并不是从游戏厅回来时总是觉得很遗憾，选项①错误；文中提到新同桌的块头大，因为身高相似，两人坐到了一起，并未提到两人的身高状况，选项②错误；新同桌作业做得好，总是受到老师的称赞，选项③错误；“我”和新同桌偶然坐在了一起，而且关系也变得亲近，选项④符合题意。

※ [44~45] 다음을 읽고 물음에 답하십시오. (각 2점)
阅读下文，回答问题。（各2分）

보편적 복지와 선별적 복지는 사회복지 정책에서 가장 많이 논쟁을 벌이고 있는 주제이다. 보편적 복지는 말 그대로 보편적으로 국민들 누구에게나 동일하게 복지적인 혜택을 주는 것을 말하며 형평성이 좋은 장점이 있다. 하지만 경제적으로 선별적 복지에 비해서 불리하고 정부가 주로 주도하는 만큼 유연성이 있는 모습을 보여주지 못하는 것이 아쉬운 정책이다. 반대로 선별적 복지는 자유주의를 기반으로 한 복지 정책으로 유연성이 높고 경제적으로도 보편적 복지에 비해서 적게 들어가며 복지 서비스 또한 좋은 장점들이 있다. 하지만 (　　　　　　) 단점이 존재한다. 이처럼 선별적 복지나 보편적 복지는 모두 장점과 단점이 존재하므로 국가의 경제 사정에 따라 탄력적으로 운영할 필요가 있다.

44. 이 글의 주제로 알맞은 것을 고르십시오.

① 복지 정책은 정부가 주도하는 것이 더 효율적이다.
② 현대 사회는 보편적 복지보다 선별적 복지가 필요하다.
③ 유연성이 높고 경제적으로 부담이 되지 않는 정책이 좋다.
④ 국가의 경제적 상황에 따라 정책을 결정하는 것이 필요하다.

翻译 普遍性福利和选择性福利是在社会福利政策中受到争议最多的主题。普遍性福利顾名思义就是指公民普遍地都可以享受相同的福利优惠，它的优点是比较公平。但是令人遗憾的是该政策与经济性的选择性福利相比不太有利，并且无法像政府主导的那样显现出灵活性的一面。相反选择性福利作为以自由主义为基础的一种福利政策，它的优点是灵活性较高，并且从经济方面看，与普遍性福利相比花费少，福利服务也比较好。但是缺点是（　　）。选择性福利和普遍性福利都既有优点，也有缺点，因此应该根据国家的经济情况灵活运营。

44.请选择本文的主旨。
① 福利政策由政府主导会更有效率。
② 比起普遍性福利，现代社会更需要选择性福利。
③ 灵活性高，并且不会造成经济负担的政策比较好。
④ 应该根据国家的经济状况决定政策。

答案 ❹

解释 文章最后一句提到，选择性福利和普遍性福利都既有优点，也有缺点，因此应该根据国家的经济情况灵活运营，选项④符合题意。

45. (　　)에 들어갈 내용으로 가장 알맞은 것을 고르십시오.

① 동일하게 복지 혜택이 주어지는

② 형평성이 좋고 정부가 주도하는

③ 일부 계층에게만 복지서비스가 편중되는

④ 모든 계층에게 복지서비스가 동일하게 돌아가는

翻译 **45.请选择合适的内容填入（ ）。**

① 给予相同的福利优惠

② 均衡性好，并且由政府主导

③ 福利服务只侧重一部分的阶层

④ 给所有阶层提供相同的福利服务

答案 ❸

解释 文中空缺部分应填的内容为选择性福利的缺点，选项①、选项②和选项③不符合题意；上文提到了普遍性福利与经济性的选择性福利相比不太有利，所以选择性福利应与经济状况有关，选项④符合题意。

※ [46~47] 다음 글을 읽고 물음에 답하십시오. (각 2점)
阅读下文，回答问题。（各2分）

우리 나라의 부엌은 음식물을 만들고 저장하는 시설을 갖추고 있는 동시에 방의 온도를 조절해주는 기능을 가진다. (㉠) 이와 같이 부엌이 주거의 난방을 담당하게 되는 것은 우리 나라의 자연 조건과 문화에 의한 것이라 할 수 있다. 온돌을 사용한 부엌의 시작은 날씨가 추운 북쪽 지방에서 시작되었다. (㉡) 온돌양식이 남쪽으로 전해지면서 부엌의 구조도 지역에 따라 다르게 발달되었다. (㉢) 우리 나라의 부엌구조는 취사와 난방을 겸할 수 있도록 되어 있는 온돌구조를 이루고 있어서 지표보다 60~90㎝ 정도 낮은 흙바닥이 일반적이다. (㉣) 이는 농경을 위주로 한 생활양식에서 비롯된 것이다. 땔감과 부식류 저장을 위해서 안쪽으로는 나뭇가지 또는 볏짚 등을 쌓아둔다. 또 다른 한쪽에는 감자와 고구마 같은 부식류를 보관할 수 있게 하였다.

46. 위 글에서 <보기>의 글이 들어가기에 가장 알맞은 것을 고르십시오.

보기

우리 나라 주거에서 부엌은 다른 공간에 비해 넓은 면적을 차지하고 있다.

① ㉠ ② ㉡ ③ ㉢ ④ ㉣

翻译 我国的厨房不仅拥有制作、储存食物的设备，还具有调节房间温度的功能。(㉠)像这样由厨房来负责房间供暖，可以说是依托于我国的自然条件和文化。使用暖炕的厨房源于天气寒冷的北方。(㉡)随着暖炕形式向南传入，厨房的结构也随着地区不同而发生改变。(㉢) 我国的厨房结构是兼具做饭和取暖两用的暖炕结构,暖炕地面一般比地表低60~90厘米。(㉣)这源于以农耕为主的生活方式。为储存柴火和副食，厨房内部都会堆放树枝或稻草等。另一侧还可以保管土豆和红薯等副食。

46.请将<示例>中的句子填入上文合适的位置。
<示例> 在我国的住宅中，厨房比其他空间所占的面积都要大。

答案 ❹

解释 ㉣后面的部分提到，厨房的某种构造源于以农耕为主的生活方式。为储存柴火和副食，厨房内部都会堆放树枝或稻草等。另一侧还可以保管土豆和红薯等副食。所以这种构造应与厨房面积有关，要填入的句子就与厨房的占地面积相关，因此选项④符合题意。

47. 위 글의 내용과 같은 것을 고르십시오.

① 남쪽 지방의 부엌은 단순히 음식을 만드는 장소였다.

② 부엌은 음식을 만들고 저장하기 위한 목적으로만 생겼다.

③ 농경이 발달하지 않은 지방에서는 부엌이 필요하지 않다.

④ 요리와 난방을 동시에 할 수 있는 것이 우리 나라 부엌의 특징이다.

翻译 **47.请选择与上文内容相符的选项。**

① 南方的厨房只用于制作食物。

② 厨房的出现只是为了制作、储存食物。

③ 在农耕不发达的地方，不需要厨房。

④ 兼具料理和供暖功能是我国厨房的特点。

答案 ❹

解释 依靠厨房取暖的方式也从北方传到了南方，南方的厨房也兼具做饭和取暖的功能，选项①错误；厨房兼具做饭和取暖的功能，同时也有储存食物的功能，选项②错误；因为以农耕为主的生活方式，厨房的占地面积比较大，选项③错误；文中提到韩国的厨房结构是兼具做饭和取暖两用的暖炕结构，选项④符合题意。

※ [48～50] 다음을 읽고 물음에 답하십시오. (각 2점)
阅读下文，回答问题。（各2分）

자살 통계가 제대로 잡히기 시작한 1960년대 이래 우리나라 자살률은 인구 10만 명당 25명 이상으로 줄곧 세계 최고 수준이다. 우리나라의 평균 자살률 상승에는 노인 자살률이 매우 높다는 점이 주된 배경이다. 1980년대 무렵 우리나라 노인 자살률은 노인 인구 10만 명 대비 150명까지 육박해 매우 절망적 수준이었다. 지금도 지역적 편차가 있기는 하지만 대략 100여명 수준에 이른다. 노인 자살 배경으로는 흔히 빈곤, 신체질병, 소외를 꼽는다. 사실 빈곤, 질병, 소외로 대별되는 사회경제적 원인은 노인 삶의 질에 큰 영향을 준다. 물론 정책적 배려가 전혀 없었던 것은 아니다. 지역마다 자살예방센터가 들어서고 보건소, 관련 학회는 물론 심지어 약국에서도 자살 예방 상담을 실시했다. 그러나 그런 노력에도 불구하고 최근까지 우리 노인들의 자살률에는 뚜렷한 변화가 없다. 노인들이 (   ) 대화나 관계를 통해 자아(自我)를 새롭게 하고 자존감을 끝까지 잃지 않고 자녀와의 관계를 새롭게 다지는 것이다.

48. 위 글을 쓴 목적으로 알맞은 것을 고르십시오.

① 높아지는 노인 자살률의 배경을 찾기 위해서
② 우리나라 자살률을 연대별로 비교하기 위해서
③ 노인 자살의 원인을 분석하고 해결 방안을 찾기 위해서
④ 노인 자살률이 지역적으로 어떻게 다른지를 설명하기 위해서

翻译 自1960年开始正式统计自杀情况以来，我国的自杀率一直处于世界最高水平，每10万名中就有25名以上的人自杀死亡。我国的平均自杀率的上升是因为老年人自杀率较高。1980年我国老年人的自杀率接近老年人人口10万名比150名的比例，这是非常令人绝望的程度。现在虽然有地理偏差，但是大概也到了100多名的程度。老年人自杀的原因主要有贫困，身体疾病和排挤。事实上贫困，身体疾病和排挤等社会经济原因给老年人生活的质量造成很大的影响。当然并不是完全没有政策关怀。每个地区都建有自杀预防中心，在保健所，相关学会，甚至药店都可以进行预防自杀的咨询。但是尽管做了这些努力，最近我国老年人的自杀率也并没有明显的变化。老年人（　）是通过对话或者关系，重新找到自我，无论何时都不丢失自尊心，和子女重新巩固关系。

48.请选择本文的写作目的。
① 为了找到老年人自杀率增高的原因。
② 为了按年代比较我国的自杀率。
③ 为了分析老年人自杀的原因，找到解决方案。
④ 为了说明不同地区老年人的自杀率有何不同。

答案 ❸

解释 文章描述了老人自杀率居高不下的社会状况，发生这种情况的原因，以及国家实施的相关政策，最后总结了如何降低自杀率的方法，所以本文的写作目的是为了分析老年人自杀的原因，找到解决方案，选项③符合题意。

49. ( )에 들어갈 내용으로 가장 알맞은 것을 고르십시오.

① 경제적으로 자립하는 방법은

② 자살 위험에서 벗어나는 길은

③ 새로운 삶을 살 수 있게 하는 것은

④ 신체질병으로부터 벗어나서 건강하게 사는 동안은

翻译 **49.请选择合适的内容填入（ ）。**
①在经济上自立的方法
②摆脱自杀危险的方法
③能够过上新的生活
④摆脱身体疾病，健康地生活的时候

答案 ❷

解释 空缺部分后面提到降低自杀率的根本方法，所以空缺部分应填为了使老年人摆脱自杀的危险，选项②符合题意。

50. 밑줄 친 부분에 나타난 필자의 태도로 알맞은 것을 고르십시오.

① 노인들의 사회경제적 위치가 높아져야 한다고 요구한다.

② 노인들을 사회경제적으로 보살피지 않는 사회를 비난한다.

③ 사회경제적 원인이 노인 자살 배경 중 하나라고 주장한다.

④ 사회경제적 원인이 노인들의 자살 배경이라는 사실을 부인한다.

翻译 **50.请选择划线部分表现的作者态度。**
①要求提高老年人的社会经济位置。
②谴责不能在社会经济方面关照老年人的社会。
③主张社会经济原因是老年人自杀原因之一。
④否认社会经济原因是老年人自杀原因的事实。

答案 ❸

解释 划线部分内容为“事实上贫困，身体疾病和排挤等社会经济原因给老年人生活的质量造成很大的影响”，这表明作者赞同是这些社会经济原因导致了老年人自杀率居高不下的观点，选项③符合题意。

제2차 읽기

※ [1～2] (　　)에 들어갈 가장 알맞은 것을 고르십시오. (각 2점)
请选择合适的内容填入(　　)。(各2分)

01. 오늘 숙제를 다 (　　) 내일 친구들과 놀러 갈 수 있다.

① 해야　② 해도　③ 하면서　④ 하거나

翻译 今天要把作业都做完明天才能和朋友们去玩。

答案 ❶

解释 ① -어/아야表示"只有……才……　② -어/아도表示让步
③ -면서表示"一边……一边……　④ -거나表示列举。①符合题意。

02. 너무 아파서 병원에 가려고 (　　) 부모님을 깨웠다.

① 주무셔야　② 주무시는　③ 주무시려는　④ 주무시려면

翻译 因为生病了要去医院所以把正在睡觉的父母叫醒了。

答案 ❷

解释 ① -어/아야表示"只有……才……"　② -는作定语修饰名词"부모님"
③ -려는是的缩写，表示"要做……的……"　④-려면表示"如果想要……"。由句末动词"깨웠다"可知，句子表达的内容为"把正在睡觉的父母叫醒了"，选项②符合题意。

※ [3~4] 다음 밑줄 친 부분과 의미가 비슷한 것을 고르십시오. (각 2점)
请选择与下文划线部分意思相近的选项。（各2分）

03. 늦었지만 배가 너무 고파서 라면을 먹은 후에 잠을 잘 수 있었다.

① 먹는 한편　② 먹는 대신　③ 먹고 나서야　④ 먹는 바람에

翻译 虽然时间有些晚了但是肚子饿了所以吃了拉面后才睡着了

答案 ❸

解释 ① -는 한편表示“一边……一边……” ② -는 대신表示“代替……”
③ -고 나서야 “只有做完……” ④ -는 바람에表示原因。-은 후에表示“在……之后”，选项③符合题意。

04. 어제처럼 오늘도 <u>비가 오기에</u> 우산을 쓰고 나갔다.

① 비가 올 뿐　② 비가 오길래　③ 비가 오는 데다가　④ 비가 오는 사이에

翻译 因为今天和昨天一样都下雨了所以打着伞出门了

答案 ❷

解释 ① -ㄹ 뿐表示“仅仅” ② -길래表示原因；选项
③ -는 데다가表示“再加上……” ④ -는 사이에表示“在……之间”。
-기에表示原因，选项②符合题意。

※ [5～8] 다음은 무엇에 대한 글인지 고르십시오. (각 2점)
请选择下文描述的主题。（各2分）

05.

쓰기 편하고 가지고 다니기 좋다.
지우고 다시 쓸 수 있다.

① 사전 ② 연필 ③ 자전거 ④ 화장품

翻译 书写流畅，方便携带，擦除后可以重新书写
① 词典 ② 铅笔 ③ 自行车 ④ 化妆品

答案 ❷

解释 由“书写流畅”、“擦除后可以重新书写”可知，描述主体为“铅笔”，选项②符合题意。

06.

행복한 인생을 시작하는 곳
서울의 중심, 넓은 주차 공간, 편리한 교통

① 은행 ② 주차장 ③ 영화관 ④ 예식장

翻译 幸福人生的初始地 位于首尔的中心，有着宽阔的停车场，周边交通便利
① 银行 ② 停车场 ③ 电影院 ④ 婚宴厅

答案 ❹

解释 由“幸福人生的初始地”可知，描述主体为“婚宴厅”，选项④符合题意。

07.

> 출퇴근 시에 밝은 표정으로 인사하기
> 사용한 물건 깨끗하기 정리하기

① 공공 예절 ② 교통 안전 ③ 건강 습관 ④ 자연 보호

翻译 **请在上下班的时候保持明快的表情打招呼，请整理好自己使用过的东西**
① 公共场所礼仪 ② 交通安全 ③ 健康的习惯 ④ 保护大自然

答案 ❶

解释 由“保持明快的表情打招呼”、“整理好自己使用过的东西”可知，题目内容是为了呼吁保持良好的礼仪，选项①符合题意。

08.

> ▪ 풍부한 온수를 사용할 경우, 목욕 버튼을 눌러 주세요.
> ▪ 온수 사용시 화상에 주의하세요.

① 이용 순서 ② 신청 방법 ③ 판매 장소 ④ 사용 설명

翻译 **▪ 如需较多的热水请按沐浴按钮**
▪ 使用热水时请小心烫伤
① 使用顺序 ② 申请方法 ③ 售卖场所 ④ 使用说明

答案 ❹

解释 题目中描述了商品使用的方法以及注意事项，选项④符合题意。

※ [9～12] 다음 글 또는 그래프의 내용과 같은 것을 고르십시오. (각 2점)

请选择与下列文章或内容相符的选项。（各2分）

09.

취학 통지서 온라인 제출 서비스

➩ 온라인 제출 기간

2018.12.01(목) 10:00 - 2018.12.14(수) 18:00

➩ 이용가능자

취학아동의 보호자 또는 부모, 조부모

➩ 서비스 대상자

초등학교 취학 예정 아동

(2012.01.01 - 2012.12.31 사이에 출생)

① 할아버지 또는 할머니는 신청할 수 없다.

② 2012년 이전에 출생한 아이도 신청 가능하다.

③ 취학아동의 부모가 아니어도 신청할 수 있다.

④ 온라인 제출 기간이 지나면 직접 신청할 수 있다.

翻译 入学通知书线上提交服务

—>线上提交时间

2018.12.01（周四）10:00 - 2018.12.14（周三）18:00

—>可以使用此项服务的人

入学儿童的保护者或父母，祖父母

—>适用对象（可以申请入学的人）

将要上小学的儿童（出生年月在2012.01.01-2012.12.31期间的儿童）

① 老爷爷和老奶奶也可以申请.

② 在2012年之前出生的孩子也可以申请.

③ 不是儿童的父母也可以进行线上提交申请.

④ 就算过了线上提交申请的时间也可以去直接申请入学.

答案 ❸

解释 适用对象为出生年月在2012.01.01-2012.12.31期间的儿童，选项①和选项②错误；线上提交申请的使用者可以为儿童的父母或祖父母，选项③符合题意；选项④的内容题目中未涉及。

10.

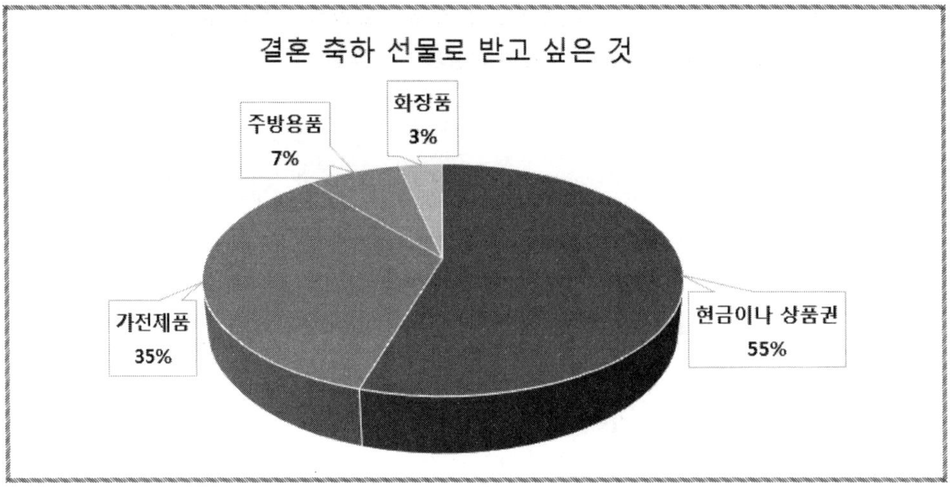

① 결혼 선물로 가전제품을 제일 선호한다.

② 주방용품보다 화장품을 더 받고 싶어한다.

③ 현금이나 상품권을 원하는 사람들이 가장 많다.

④ 가전제품보다 주방용품을 원하는 사람이 더 적다.

翻译 **想要收到的祝福结婚的礼物：现金或商品券55%，家电产品35%，厨房用品7%，化妆品3%。**
① 作为结婚礼物最喜欢家电产品。
② 比起厨房用品更想收到化妆品。
③ 想收到现金或者商品券的人最多。
④ 比起家电产品更多的人想收到厨房用品。

答案 ❸

解释 希望收到现金或商品券的人最多，选项①错误，选项③正确；想收到家电产品的人比想收到化妆品的人更多，选项②错误；想收到家电产品的人比想收到厨房用品的人更多，选项④错误。

11.

> 오는 30일부터 미국행 항공편에 350ml 이상의 화장품과 밀가루, 설탕, 커피 등의 가루제품을 들고 비행기에 탈 수 없다. 20일 국토교통부 관계자에 따르면 이러한 요구는 미국 교통안전부의 요청에 의한 것으로 위와 같은 제품은 수하물로 붙여야 한다. 이에 따라 인천공항은 30일부터 미국으로 가는 비행기 탑승객에게 가루물품에 대한 안내를 실시할 예정이다.

① 미국이 금지한 제품은 미국에 가지고 갈 수 없다.

② 앞으로 미국행 비행기 안에서 커피를 마실 수 없다.

③ 미국이 금지한 제품은 비행기에 가지고 탈 수 없다.

④ 앞으로 미국에 화장품과 밀가루를 가지고 갈 수 없다.

翻译 从本月30日开始前往美国的乘客不可再携带超过350毫升的化妆品和面粉，砂糖，咖啡等粉末状制品们登机。20日国土交通部的相关人员表示这是根据美国交通安全部门的要求，把前边提到的物品加入到了手提行李禁止携带的清单内。因此在本月30日开始会对飞往美国的旅客朋友们进行类似排查的。

① 美国方面禁止的东西可以带到飞机上.

② 以后也可以在飞往美国的飞机上喝到咖啡.

③ 美国方面禁止的东西不可以带上飞机.

④ 以后不可以带化妆品和面粉去美国.

答案 ❸

解释 根据美国的要求，被禁止的东西不可带到飞机上，选项①错误，选项③正确；咖啡被禁止不可带到飞机上，选项②错误；只是不可以带上述物品上飞机，但并没有说明是否可以办理托运，选项④错误。

12. 감기를 비롯한 각종 전염병을 예방하기 위해서는 손을 씻는 것이 기본이다. 그러나 비누가 더럽다면 그래도 손을 씻어야 할까? 가끔 우리는 공중화장실에서 오래된 초록색 비누를 볼 때가 있다. 그때마다 손을 씻어야 하는지 고민할 때가 있다. 하지만 과학자들은 그런 걱정은 할 필요가 없다고 말한다. 비누는 질병을 옮기는 통로가 아니라는 것이다. 그러므로 화장실에서 나오거든 꼭 손을 씻어야 한다.

① 손을 씻을 때는 깨끗한 비누로 씻어야 한다.

② 공중화장실에 있는 비누는 사용하면 안 된다.

③ 공중화장실을 사용하면 전염병에 걸리기 쉽다.

④ 비누가 더러워도 비누 때문에 전염병에 걸리지는 않는다.

翻译 为了预防感冒之类的传染病洗手是最基本的。可是当肥皂处于很脏的情况下你还要去用它洗手吗？有时候我们会在公共厕所里面见到很有年代感的绿色肥皂。每当那个时候我们就会苦恼要不要用它洗手。但是科学研究者表明我们不用去担心那些，肥皂并不会把传播病源体的。所以不管我们是否是刚从厕所出来还是如何都要洗手。

① 洗手时一定要用干净的肥皂。

② 不可以使用公共厕所的肥皂。

③ 如果使用公共厕所的肥皂就会很容易感染传染病。

④ 就算肥皂很脏但是也并不是因为肥皂而感染的疾病。

答案 ④

解释 即使肥皂很脏，也可以使用，并不会传播病原体，选项④符合题意。

※ [13～15] 다음을 순서대로 맞게 배열한 것을 고르십시오. (각 2점)
请选择正确的排列顺序。（各2分）

13.

(가) 안약은 눈의 충혈을 없애 주고 눈을 보호해 준다.
(나) 눈이 충혈되면 안약을 사용하는 사람들이 있다.
(다) 가장 좋은 방법은 깨끗한 물로 깨끗이 씻는 것이다.
(라) 하지만 안약이 좋다고 자주 사용하면 오히려 역효과가 난다.

① (나)－(가)－(라)－(다)　② (나)－(라)－(다)－(가)
③ (가)－(다)－(나)－(라)　④ (가)－(나)－(다)－(라)

翻译 (가) 眼药水可以消除眼睛充血还能够保护眼睛。
(나) 眼睛充血时有人会使用眼药水。
(다) 最好的方法是用清水清洗眼睛。
(라) 但是经常使用眼药水的话会产生副作用的。

答案 ❶

解释 首先应描述“人们经常使用眼药水”这个现象，其次说明人们这么做的原因，然后提出最这种做法的反对观点，最后阐述正确的做法，选项①符合题意。

14.

(가) 모기는 시각보다 후각이 더 발달되어 있다.
(나) 그래서 주로 냄새를 따라 사람에게 접근한다.
(다) 여름철 땀을 많이 흘리는 사람일수록 모기에게 잘 물리는 이유다.
(라) 그러므로 모기에 물리지 않으려면 자주 깨끗하게 씻는 것이 중요하다.

① (나)－(라)－(가)－(다)　② (나)－(라)－(다)－(가)
③ (라)－(나)－(다)－(가)　④ (라)－(가)－(다)－(나)

翻译 (가) 蚊子的嗅觉比视觉灵敏。
(나) 所以蚊子会根据味道去接近人。
(다) 原因就是夏天的时候出汗越多的人越容易被咬。
(라) 因此如果想避免被蚊子咬的话就要经常洗澡保持清洁。

答案 ❷

解释 按照一般逻辑，文章不应以(다)开头，选项③和选项④错误；文章首先应描述蚊子的生理特性，其次说明由于这样的生理特性，蚊子喜欢接近什么样的人，然后阐述避免蚊子接近的方法，最后做出总结，选项②符合题意。

15.

(가) 녹말가루를 사용하면 쉽게 발냄새를 제거할 수 있다.
(나) 발냄새의 원인은 땀이 나서 신발이 습해지기 때문이다.
(다) 이때 녹말가루를 신발에 조금 뿌려주면 냄새가 없어진다.
(라) 신발이 습해지면 통풍이 되지 않아서 발냄새가 심해진다.

① (가)－(나)－(다)－(라)　　② (가)－(라)－(나)－(다)
③ (가)－(나)－(라)－(다)　　④ (가)－(라)－(다)－(나)

翻译 (가) 用淀粉可以很容易的去除脚臭。
(나) 脚臭是因为出汗后导致鞋里面很湿。
(다) 这时就可以在鞋里面撒一点淀粉便可以去除味道了。
(라) 而且鞋子里面潮了的话就会变得不通风脚臭会更严重

答案 ❸

解释 文章首先阐述"用淀粉可以很容易去除脚臭"这个事实，其次应该说明淀粉去除脚臭的原理，即脚臭的原因，选项③符合题意。

※ [16～18] 다음을 읽고 (　)에 들어갈 내용으로 가장 알맞은 것을 고르십시오. (각 2점)
阅读下文，选择合适的内容填入（　）。（各2分）

16.

보관 시간이 길어지면 감자는 초록색으로 변한다. 감자에서 싹이 난 부위나 초록색으로 변한 부위가 있으면 이 부위 주변을 모두 제거하고 먹어야 한다. 이 부위에는 (　　　　) 익혀도 사라지지 않는다. 이 부위를 제거하지 않고 먹으면 구토, 설사, 복통 등과 같은 위장 장애가 생긴다.

① 건강과 상관없는 성분이　　② 건강에 도움을 주는 성분이
③ 몸에 이로운 성분이 있는데　　④ 몸에 해로운 성분이 있는데

翻译 土豆长时间保管的话就会变绿。如果土豆上长芽的部分变绿后一定要把这个部位以及周围的部分一起挖掉才可以吃。因为在这个部位（　）就算做熟了也不会消失。如果吃了这个部分的话可能会引发呕吐，腹泻，腹痛等一系列肠胃疾病。
① 对健康没有影响的成分。　　② 是有助于身体健康的成分。
③ 含有对身体有益的成分。　　④ 含有对身体有害的成分。

答案 ❹

解释 空缺部分前面提及一定要把长芽的部分挖掉，所以长芽的部分应该是对身体有害的，选项④符合题意。

17.

기압은 공기의 무게 때문에 생기는 공기의 압력이다. 공기는 무게를 가지고 있어 공기의 양이 많을수록 무겁다. 그래서 장소의 환경과 시간에 따라 양이 달라져 기압의 차이가 나타난다. 비행기나 높이 올라가는 엘리베이터를 타고 높은 곳에 올라가면 귀에 통증을 느끼게 된다. 이것은 (   ) 생기는 현상이다.

① 건강이 나빠져서　　② 무게와 상관없이
③ 기압이 낮아져서　　④ 혈압이 높아져서

翻译 气压是因为空气重量而产生的空气的压力。空气也有重量，而且空气的量越多越重。并且还会根据场所和环境的改变空气的量产生变化并会随之带来气压差。乘坐飞机或是上升的电梯时耳朵会痛。这就是（ ）才产生的现象。
① 健康状况变差。　　② 与体重无关。
③ 气压变低。　　④ 血压变高。

答案 ❸

解释 文章描述的主体为气压，所以空缺部分应填与气压相关的内容，选项③符合题意。

18.

요즘 주변을 둘러보면 싱글로 살아가는 사람들을 어렵지 않게 찾을 수 있다. 스스로 혼자 살기를 원해서 결혼하지 않는 사람들도 많다. 하지만 결혼 비용이 너무 부담스러워 차마 결혼할 엄두를 내지 못하는 사람들도 상당하다. 더군다나 오랜 취업난으로 직장을 구하기 어려운 2030 세대는 결혼을 (   ) 한다. 결국 이러한 현상은 인구감소와 출산율에도 큰 영향을 미친다.

① 먼저 하기도　　② 나중으로 미루기도
③ 위해 대출을 받기도　　④ 때문에 부모와 같이 살기도

翻译 最近在周围很容易找到独身生活的人。有很多人为了自己一个人生活而选择不结婚。但也有一部分人是因为结婚的费用很高人不敢结婚。再加上今年出现就业难的现象二三十岁的人（ ）结婚。结果就是上述的现象会对人口减少以及出生率产生巨大影响。
① 先结婚　　② 推迟结婚
③ 为了结婚贷款　　④ 因此选择和父母住在一起

答案 ❷

解释 文章描述了现在社会单身的人越来越多，因为结婚的压力越来越大，很多人会选择推迟结婚，选项②符合题意。

※ [19~20] 다음 글을 읽고 물음에 답하십시오. (각 2점)
阅读下文，回答问题。（各2分）

청소는 우리가 사는 집이나 일하는 곳을 깨끗하게 보존하고 정돈하는 일을 말한다. 쓸거나 털고 닦고 하여 깨끗하게 하는 일이다. 청소는 매일 하지 않으면 안 되는 곳과 1주일 또는 1개월에 몇 번 하면 되는 곳이 있다. (　　) 먼지가 앉기 쉬운 곳이나 사용을 많이 하는 방, 위생에 유의해야 할 곳 등은 청소를 자주 해야 한다. 청소를 할 때는 높은 곳에서부터 낮은 곳으로 해 나가는 것이 좋다. 전기 청소기를 사용하면 먼지를 내지 않고 구석까지 깨끗이 청소할 수 있다.

19. (　　)에 들어갈 알맞은 것을 고르십시오.

① 그러면　② 그러나　③ 오히려　④ 드디어

翻译 清扫是指把我们生活的家或者工作的地方干干净净的保存并整理好的事情。是要进行清扫，掸除并擦净的活儿。有每天必需要打扫的地方，也有一周或一个月内打扫几次就可以的地方。（　）容易生灰的地方和经常使用的房间，以及要维持卫生的地方就要经常打扫。打扫时要从上往下进行。并且使用吸尘器的话能够做到不起灰还会打扫的很干净。

19.请选出适合填入括号内的选项。
①那么　②但是　③反而　④终于

答案 ❷

解释 空缺部分前面提到有的地方隔一段时间打扫一次就可以，后面提到需要经常打扫的地方，两者之间应是转折关系，选项②符合题意。

20. **위 글의 내용과 같은 것을 고르십시오.**

① 우리가 사는 집은 매일 청소를 해야 한다.

② 자주 사용하는 방은 자주 청소를 해야 한다.

③ 전기 청소기를 사용하면 청소를 빨리 할 수 있다.

④ 청소할 때는 높은 곳보다 낮은 곳을 먼저 해야 한다.

翻译 **20.请选出和上文内容相符的选项**
① 我们住的家里面每天都要打扫。
② 经常住的地方要经常进行打扫。
③ 使用吸尘器的话能够很快的清扫卫生。
④ 打扫时要先从低的地方开始打扫。

答案 ❷

解释 上文提到容易生灰的地方和经常使用的房间，以及要维持卫生的地方要经常打扫，与选项②相一致。

※ [21～22] 다음 글을 읽고 물음에 답하십시오. (각 2점)
阅读下文，回答问题。（各2分）

우리가 무슨 일을 할 때 앞과 뒤를 동시에 살필 필요가 있다. 어떤 사업을 계획할 때 사업성이 있는지 없는지를 살피고 자본금은 얼마나 소요되며 자본금은 어떤 방식으로 조달할 것인가를 자세히 검토해야 한다. 뿐만 아니라 사업이 실패했을 때 발생할 수 있는 손실이나 가족들의 생계문제 등도 어떻게 할 것인지를 미리 생각해 두어야 한다. (　　　　) 무조건 성공할 것만 생각하고 실패를 생각해두지 않는다면 큰 어려움을 당할 수 있다.

21. (　　)에 들어갈 알맞은 것을 고르십시오.

① 머리를 맞대고　　② 비행기만 태우고
③ 허리띠를 졸라매고　　④ 앞뒤를 가리지 않고

翻译 我们做事时要做到瞻前顾后。在筹划事业的时候要弄清楚是何种生意，同时又需要投入多少资金，然后这些资金又是要被如何应用等都要仔细查明白才可以。还不止这些，我们还要想到如果事业失败后损失会有多少，家人的生计问题等都要提前考虑到。如果（　）只想着会无条件成功而不顾也许会失败的事情之后会有更大的困难。

21.请选出适合填入括号内的选项。
① 促膝长谈　　② 戴高帽，吹牛皮
③ 勒紧裤腰带　　④ 不知天高地厚

答案 ❹

解释 由空缺部分后面的文章可知，空缺部分应填的内容意思应与“只想着会无条件成功而不顾失败”相近，选项④符合题意。

22. 위 글의 중심 생각을 고르십시오.

① 사업에 투자할 때는 자본금이 제일 중요하다.

② 무조건 성공한다는 마음으로 사업을 시작해야 한다.

③ 사업을 시작할 때는 성공과 실패를 모두 살펴야 한다.

④ 가족들의 생계문제를 위해 사업은 되도록 안 하는 것이 좋다.

翻译 **22.请选出上文的中心思想。**

① 在投资事业的时候资金最重要。

② 要以必定会成功的念头开始干事业。

③ 在开始准备干事业的时候就要考虑到成功与失败。

④ 为了家人的生计问题最好把事业做好。

答案 ❸

解释 文章强调在做事业时，不应该不知天高地厚，应该全面考虑到事业成功与失败的可能性，选项③符合题意。

※ [23~24] 다음 글을 읽고 물음에 답하십시오. (각 2점)
阅读下文，回答问题。（各2分）

한국에서 한국어를 공부할 때 글쓰기 수업을 담당하는 젊은 선생님 한 분이 우리반 학생들에게 특별한 선물을 했다. 선생님이 1교시 강의를 듣는 우리에게 샌드위치를 하나씩 나눠준 것이다. 학생들은 "이런 선물은 처음이에요"라며 감격했고, 스마트폰으로 사진을 찍기도 했다. 강의 끝 무렵 선생님이 공동체와 관련된 자신의 경험을 들려줬다. 대학원 재학시절, 늘 아르바이트를 해야 했던 선생님은 주머니 사정이 넉넉하지 못했다. 그런 사정을 잘 알고 있던 한 선배가 어느 날 10만원이 든 봉투를 건넸다. 후배가 머뭇거리자 선배가 "이거 나한테 갚지 말고 후배들한테 갚아. 나도 전에 선배한테 받은 걸 지금 너한테 갚는 거야"라고 말했다. 10여년 전 이야기를 들려주던 선생님은 끝내 눈가가 젖었고 나와 친구들도 눈시울을 붉혔다.

23. 밑줄 부분에 나타난 '나'의 심정으로 알맞은 것을 고르십시오.

① 실망스럽다 ② 희망적이다 ③ 감동적이다 ④ 부담스럽다

翻译 在韩国学习韩语的时候韩语写作课的老师给了我们一份特别的礼物。当时我们是早上第一节课老师给了我们三明治。学生们都在感叹"第一次收到这样的礼物"，也一直在用手机拍照来着。在即将下课的时候老师和我们分享了他的故事。老师在上大学的时候因为要一直打工没有多少钱，但是一个很了解他状况的前辈突然有一天拿出来了一个装有10万韩元的信封。后辈看到这些有些踌躇，前辈这时开口说道"这些不用还给我了，直接还给你的后辈们吧。这些也是我之前从我的前辈那里得到的所以现在交到你手上了"。老师说起这段十几年前往事的时候眼角都变得湿润了我和朋友们的眼角也变红了。

23.请选出符合划线部分"我"的心情的选项。
①失望 ②很有希望 ③感动 ④有负担

答案 ❸

解释 由"眼角边红"可知，"我"被老师的故事所感动，选项③符合题意。

24. 위 글의 내용과 같은 것을 고르십시오.

① 선생님은 학생들에게 용돈을 주었다.
② 나는 대학원에 다닐 때 아르바이트를 했다.
③ 나는 한국에서 유학할 때 경제적으로 힘들었다.
④ 선생님은 선배에게 받은 사랑을 우리에게 베풀었다.

翻译 **24.请选出和上文内容相符的选项。**
① 老师给了学生零花钱。
② 我在上研究生的时候打过工。
③ 我在韩国留学期间经济上有些困难。
④ 老师从自己前辈那里得到的爱也同样的给予了我们

答案 ❹

解释 老师的前辈给了老师帮助，并让老师将这份心意传递下去，所以老师给了我们特殊的礼物，选项④ 符合题意。

※ [25~27] 다음 신문 기사의 제목을 가장 잘 설명한 것을 고르십시오. (각 2점)
请根据下列新闻标题，选择合适的解释说明。（各2分）

25. 집값 하락 전망에 '거래 절벽'

① 집값이 계속 하락해서 값이 싸졌다.
② 집값이 하락할 것이라는 소식에 매매가 사라졌다.
③ 집값이 하락하면 집을 사려는 사람들이 많아질 것이다.
④ 집값이 하락해서 집을 팔려는 사람들이 많아지고 있다.

翻译 **房价将大跌 随之而来的‘交易的悬崖’**
① 房价持续下跌房价变得便宜了。
② 伴随着房价将会下降的消息房产交易也减少了。
③ 房价下降后想要买房的人会变多。
④ 房价下降后想要卖房的人将增多。

答案 ❷

解释 房价下降后，迎来了“交易的悬崖”，说明房地产交易迎来了危机，选项②符合题意。

26. 주말 큰 추위 없어...곳곳 미세먼지 기승

① 기온이 내려가면서 주말에 추위가 올 것이다.
② 공기의 영향으로 주말에 기온이 내려갈 것이다.
③ 큰 추위로 인해 주말에 온도가 올라갈 것이다.
④ 주말에 기온이 올라가겠지만 공기는 나빠질 것이다.

翻译 **周末不会很冷... 各地雾霾肆虐**
① 气温下降周末的时候会有寒潮
② 因空气影响周末的气温将会下降
③ 受寒潮的影响周末的气温会上升
④ 周末气温虽会上升但空气将会变差

答案 ❹

解释 周末天气不冷，但是有雾霾，所以空气质量会变差，选项④符合题意。

27. 검은색 마스크, 한국에서 '불티'

① 어두운 색의 마스크가 밝은 색보다 싸다.
② 한국 사람들은 항상 마스크를 하고 외출한다.
③ 한국에서는 어두운 색의 마스크가 잘 팔린다.
④ 한국 사람들은 밝은 색의 마스크를 좋아하지 않는다.

翻译 **黑色口罩，在韩国成为 '热卖单品'**
① 暗色的口罩比起亮色的更便宜。
② 韩国人都会带着口罩出门。
③ 在韩国暗色口罩更加畅销。
④ 韩国人不喜欢亮色的口罩。

答案 ❸

解释 黑色口罩成为韩国的畅销商品，说明暗色口罩在韩国很受欢迎，选项③符合题意。

※ [28~31] 다음을 읽고 (   )에 들어갈 내용으로 가장 알맞은 것을 고르십시오. (각 2점)
阅读下文，选择合适的内容填入（   ）。

28.

사랑은 상대방을 위하는 마음이다. 다른 사람을 위해 주려면 상대방을 이해하고 상대방의 마음에 공감할 수 있어야 한다. 상대방이 어떨 때 슬픈지 기쁜지를 알고 그 슬픔과 기쁨을 함께 느낄 수 있어야 슬픔을 덜어주고 기쁨을 줄 수 있기 때문이다. 그렇게 (   ) 나도 그 대상에게서 위함을 받을 수 있다. 사랑하려면 이해해야 하고, 그러려면 상대방을 잘 관찰해야 한다.

① 위해 줘야 ② 만나 줘야 ③ 멀리 해야 ④ 가까이 해야

翻译 爱是为了对方的心意。如果想要把自己的心意给予对方就要先理解对方和对方产生共感。要清楚对方何时开心何时伤心并与对方一起感受开心和悲伤。因为这可以帮助对方减少悲伤，给予欢乐。这样（   ）对方也会为我着想。如果爱的话就要去理解，想要做到就一点就要仔细观察对方。
① 要为对方做 ② 要遇到 ③ 要离远点 ④ 要离近点

答案 ❶

解释 空缺部分前面提到了为了心爱的人，应该怎样做，所以空缺部分应填“为对方这样做”，选项①符合题意。

29. 책 읽기를 싫어하는 아이와 반대로 책만 좋아하는 아이들도 있다. 아침에 눈을 뜨자마자 책을 집어 들고, 밥을 먹을 때도 책을 보며 먹는 아이도 있다. 책을 많이 읽다 보니 누가 가르쳐 주지 않아도 스스로 한글을 익히고, 나중에는 글이 많은 책을 보며 더욱 책 읽기만 좋아한다. 주변 사람들은 '아이가 똑똑해 좋겠다'라고 하지만 부모는 마음이 불편하다. 아이가 책 읽기 말고는 (   ) 때문이다. 책만 좋아하는 아이들은 사회성이 결여된 경우가 많다.

① 친구들과 놀기 ② 쓰기는 못하기
③ 아무 것도 먹지 않기 ④ 아무 데도 관심이 없기

翻译 有些孩子最讨厌读书反而有些孩子只喜欢读书。有的孩子睁开眼后就把书打开拿在手里，边吃饭边读书。读书多的话不用其他人教自己就会学习韩文，之后读的书多了的话会更加只喜欢读书的。周围的人们都称赞道‘你家孩子这么聪明真好啊’但与之同时父母听到这句话的时候心里很不是滋味。是因为孩子只知道读书（　　）。只喜欢书的孩子将会十分缺乏社会性。
① 和朋友们玩 ② 写作能力不强
③ 什么都不吃 ④ 对其他东西都没有兴趣

答案 ❹

解释 读书是孩子的兴趣，孩子如果只知道读书，就是对其他东西不感兴趣，选项④符合题意。

30. 안경은 시력을 교정하거나 눈을 보호하기 위하여 눈에 쓰도록 만든 기구이다. 눈이 나쁜 사람이 잘 보도록 하기 위해서, 또는 너무 강한 빛이 직접 눈에 들어오지 못하게 눈을 보호하기 위해서 쓰는 것이다. 그래서 교정 안경과 보호 안경으로 나뉜다. 교정 안경은 시력을 바로잡기 위한 것으로 근시와 원시 안경이 있다. 근시인 사람의 안경은 오목 렌즈이고, 원시인 사람의 돋보기 안경은 볼록 렌즈이다. 보호 안경은 (   ) 일반적으로 선글라스가 있다.

① 눈을 보호하기 위한 것으로
② 눈을 예쁘게 보이기 위한 것으로
③ 작은 글씨를 잘 보기 위한 것으로
④ 멀리 있는 물체를 잘 보기 위한 것으로

翻译 眼镜是为了矫正视力保护眼睛可以适用于眼睛而制造的工具。为了让视力差的人看清楚事物，以及防止强光直接进入眼睛保护眼睛才戴的眼镜。所以分为了矫正视力眼镜与保护视力眼镜两种。矫正眼镜是为了纠正视力从而分为了近视镜和远视镜。近视眼的人的眼镜是凹面镜，远视眼的眼镜是凸面镜。保护视力的眼镜是（   ）普通都是太阳镜。

① 为了保护眼睛
② 为了让眼睛看起来漂亮
③ 为了看清很小的字体
④ 为了看清远处的物体

答案 ❶

解释 保护视力的眼镜不是为了矫正视力的近视镜或远视镜，而是为了防止强光直接进入眼睛，选项①符合题意。

31. 30년 전만 해도 돈을 주고 물을 사 먹을 거라는 생각을 하지 못했다. 인구 증가, 산업화와 더불어 환경오염 때문에 물도 오염되어 마음 놓고 마실 수 없게 되었다. 우리가 사서 마시는 일반적인 생수는 크게 광천수와 정제수이다. 광천수는 자연적 또는 인공적으로 퍼 올린 지하수인데 오염되지 않은 깨끗한 물이지만, 살균소독을 하지 않았기 때문에 세균이 자라기도 쉽다. 반면에 정제수는 정수 처리를 거친 물을 말하는데, 정수기를 이용하여 (　　　　) 만든 것이다.

① 자연적으로 변화하도록　　② 인공적으로 깨끗한 물로
③ 자연적으로 마실 수 있는 물로　　④ 인공적으로 미생물을 첨가해서

翻译 就在30年前人们都没有想到过有一天会花钱买水喝。因为人口增加，工业化以及随之而来的环境污染导致水源受到了污染人们也没法放心喝水。我们平时所买来喝的水一般都是矿泉水和净化水。矿泉水都是天然产的或是人工从地下挖上来的深井水，虽然是没受到污染的干净的水，但是没有经过杀菌消毒水里很容易产生细菌。另外的净化水是指经过净水处理后的水，利用净水机制造（　）。
① 很自然的变化　　② 人工干净的水
③ 自然能喝的水　　④ 人工添加微生物

答案 ❷

解释 净化水与天然的矿泉水相反，是利用净水机人工制造的干净的水，选项②符合题意。

※ [32~34] 다음을 읽고 내용이 같은 것을 고르십시오. (각 2점)
阅读下文，选择与文章内容相符的选项。（各2分）

32.

> 여행을 항상 마음을 설레게 하지만 가끔 멀미 때문에 고생을 하기도 한다. 그런데 신기하게도 자동차나 배 그리고 비행기에서는 멀미를 하지만 기차 멀미는 없다. 왜 기차는 다른 운송수단과 달리 멀미가 나지 않는 걸까? 그 이유는 간단하다. 사람은 보행을 해서 전후좌우의 움직임에는 적응력을 가지고 있지만 상하운동에는 비교적 익숙하지 않다. 자동차나 버스, 배, 비행기는 상하운동이 많은 반면 기차나 지하철은 평평한 철로 위를 다니므로 상하운동이 매우 적고, 이러한 이유로 기차에서는 멀미가 잘 안 나타난다.

① 기차가 배보다 멀미 발생률이 낮다.
② 모든 운송수단은 멀미의 동일한 원인이다.
③ 상하운동이 전후운동보다 멀미가 더 잘 발생한다.
④ 사람은 상하운동에 익숙해서 멀미를 잘 하지 않는다.

翻译 虽然因为旅行有时会很心动但有时会因为头晕而难受。可是很神奇的是我们会在轿车里，船上，还有飞机里等地方会有头晕的现象但是我们在火车上就不会晕。为什么会和其他运输工具不同在火车上不会头晕呢？理由很简单。人因为在步行的时候已经熟悉了前后左右的运动感但是对于上下运动还不是很熟悉。然而像汽车或公交车，船，飞机等大多都是上下运动的交通工具，相反火车和地铁是行驶在平稳的铁路上几乎很少进行上下运动，因此在火车上很少产生头晕的现象。
① 比起船来说在火车上很少产生头晕的现象
② 所有的运输手段中产生头晕的原因都是一样的
③ 上下运动比前后运动更容易产生头晕
④ 人们熟悉上下运动才不会产生头晕

答案 ❶

解释 火车和地铁很少进行上下运动，所以人们不容易头晕。选项①符合题意。

33. 면적 대비는 같은 색이라고 해도 면적이 크고 작은 것에 따라 색이 다르게 보이는 현상이다. 그래서 면적이 클수록 명도나 채도가 높아지고, 반대로 면적이 작을수록 명도와 채도가 낮아진다. 이것을 양적 대비 또는 비례 대비라고 한다. 예를 들면 파랑이라고 해도 면적이 큰 것이 작은 것보다 밝고 맑게 보인다. 순색의 면적 대비는 큰 면적보다 작은 면적이 효과적이다. 면적 대비는 색상을 선택할 때 중요한 역할을 하므로 작은 견본을 보고 선택하면 정확한 색상을 고를 수가 없다.

① 면적이 큰 색은 작은 것보다 작게 보인다.
② 색은 면적의 크기에 따라 명도와 채도가 변한다.
③ 모든 색은 크고 작음에 상관없이 면적은 똑같이 보인다.
④ 양적 대비는 채도와 명도에 따라 색이 다르게 보이는 현상이다.

翻译 面积对比时会产生即使是相同的颜色也会根据面积的大小而看成不同的颜色的现象。所以面积越大色彩的亮度和色彩度都会增高，反之亦然。这个可以称为量的对比或是比例对比。例如，说是蓝色大面积的会比小面积的更鲜亮。纯色的面积对比中小面积的会比大面积的更明显。因为在选择色彩的时候面积对比起着很重要的作用，所以只看样本色无法选择出准确的色彩。
① 面积大的色彩会比面积小的色彩看起来小
② 色彩会根据面积的大小亮度和色彩度而变化
③ 所有的色彩不管大小面积都看起来相同
④ 量的对比是根据色彩度和亮度而看起来色彩不同的现象

答案 ❷

解释 量的对比是根据面积不同而看起来色彩不同的现象，面积越大色彩越明亮，选项②符合题意。

34. 현대 사회는 빠르게 고령화 사회로 변화하고 있다. 빠른 고령화 현상의 진행 속도를 늦추기 위해서는 먼저 저출산 문제를 해결해야 한다. 출산과 육아의 부담을 줄일 수 있도록 보육비와 교육비의 수혜 대상과 혜택을 확대해야 한다. 또한 고령화에 따른 노동력 부족 및 생산성 하락에 대한 대책을 마련해야 한다. 그리고 마지막으로 고령 인구의 삶의 질을 보장하기 위한 개인적 차원 및 사회적 차원의 준비가 필요하다.

① 저출산 문제는 고령화의 원인 중 하나이다.

② 노인들은 개인적 차원에서 노후를 준비해야 한다.

③ 노동력 부족 때문에 고령화가 빠르게 진행되고 있다.

④ 교육비 수혜 대상을 확대하면 노동력 부족을 해결할 수 있다.

翻译 现在社会处于加速高龄化的状态。为了减低高龄化加速现象首先要解决低出生率的问题。为了降低出生和育儿的负担得要扩大保育费和教育费的受惠对象范围。以及要准备因高龄化而带来的劳动力不足和生产量下降的问题的解决方案。并且最后个人层面和社会层面也要为保障高龄人口的生活质量做准备。

① 低生育率是导致高龄化的原因之一。

② 老人们要各自为自己做老后准备。

③ 因为劳动力不足导致高龄化的速度在加速 。

④ 如果扩大教育费用的受惠对象会解决劳动力不足问题

答案 ❶

解释 为解决高龄化加速现象首先要解决低出生率的问题，所以低生育率是导致高龄化的原因之一，选项①符合题意；个人层面和社会层面都要为保障高龄人口的生活质量做准备，选项②错误；因为低出生率，高龄化的速度在加快，选项③错误；如果扩大教育费用的受惠对象可以缓解低出生率问题，选项④错误。

※ [35～38] 다음 글의 주제로 가장 알맞은 것을 고르십시오. (각 2점)
请选择下文的主旨。（各2分）

35.

> 몇 해 전부터 고속버스 유인 매표소가 크게 줄었다. 현금을 갖고 다니지 않아도 휴대전화로 편리하게 승차권을 살 수 있기 때문이다. 휴대전화로 고속버스의 좌석을 확인하고 미리 예매를 해 두었다가 시간에 딱 맞춰 터미널에 가면 된다. 기차도 마찬가지다. 그렇지만 회원 가입, 본인 인증, 휴대전화 결제를 할 수 없는 노인들은 길게 줄을 서야 한다. 어떤 서비스를 이용조차 하기 어려운 사람들이 늘어나는 변화는 결코 발전이 아니다. 사회적 약자를 배려하는 국가 정책이 필요하다.

① 공공서비스의 발달로 인해 생활이 편리해지고 있다.
② 휴대 전화 결제 서비스의 적용 범위가 더 넓어져야 한다.
③ 공공서비스의 발달도 사회적 약자의 입장도 고려해야 한다.
④ 휴대 전화 결제 서비스를 이용하면 시간을 절약할 수 있다.

翻译 几年前开始高速巴士的人工售票场所在大幅度的减少。因为不带现金直接用手机就可以很方便的买到票。用手机提前选好大巴的座位并付款之后直接根据时间去乘车站就可以了。火车也是如此。但是没法进行注册，本人认证，以及无法使用手机结账的老人们就要车站排长队了。使用某种服务的困难者在增加的变化这不能称之为发展。这就需要关照社会中弱者的国家政策。
① 因为公共设施服务生活变得很便利
② 手机结账服务系统的适用范围要拓宽才行。
③ 就算是公共设施服务发达也要考虑到社会中弱者的立场
④ 使用手机结账服务的话会节约时间

答案 ❸

解释 现在使用手机就可以在网上买到车票，非常便利，但不熟悉手机操作的老人还要在车站排长队，所以也要考虑到这些人的立场，选项③符合题意。

36. 의학의 발달과 함께 자연스럽게 다가온 고령사회는 다양한 사회 문제를 야기한다. 노인 범죄도 급증하는 추세다. 노인 범죄의 원인은 다양하다. 신체 기능 저하에 따른 우울증과 자신감 상실과 노인 부양 부담 증가에 따른 가족 갈등과 불화 등이 꼽힌다. 노인 빈곤율과 자살률이 높아지고 있지만 자녀가 노부모를 모셔야 된다고 생각하는 비율은 오히려 낮아졌다. 가뜩이나 어려운 젊은이들에게 부담을 가중시키는 것이 미안하다면 사회복지적 차원의 국가 개입으로 이 문제를 해결할 수도 있을 것이다.

① 노부모의 부양 의무를 구체화해야 한다.
② 가족 갈등의 가장 큰 원인은 노인 범죄이다.
③ 젊은이들의 빈곤율과 자살률이 높아지고 있다.
④ 의학의 발달로 인해 많은 사회 문제가 발생하고 있다.

翻译 医学的发达的同时也自然而然的引发了高龄社会的多重问题。老人犯罪也在激增，老人饭最的原因有很多，最主要的为以下两点：因身体机能低下而产生的忧郁症和自尊心丧失；因老人抚养问题人引起的家人冲突与不和。老人的贫困率和自杀率在增加但是子女要赡养老人带的意识在减弱。如果对于给本来生活就很艰难的子女身上加重负担抱有歉意的话国家可以介入其中增加社会福祉以解决问题。
① 赡养父母的义务要具体化才行
② 家庭纷争中最大的问题来源就是老人的犯罪
③ 年轻人的贫困率和自杀率在增高
④ 医学的发达导致发生了更多社会问题

答案 ❶

解释 子女赡养老人的意识减弱，造成了老人贫困率和自杀率在上升，所以国家应该关注老人的赡养问题，选项①符合题意，选项③错误；家庭纷争中最大的问题来源就是老人的赡养问题，选项②错误；医学的发达导致了高龄社会的诸多问题，选项④符合题意。

37. 요즘은 마음이 통하는 친구들과 가는 소규모 여행이 많아지고 있다. 친구들 여럿이 함께 여행을 한다면 공동 경비가 마련된다. 숙박이나 교통 등 함께 지출한 부분은 함께 사용하더라도 개인적인 것은 반드시 개인 경비에서 지출해야 한다. 예를 들어 같이 식당에 갔다면 각자 주문한 음식에 따라서 정확히 나눠서 개인 경비를 사용해야 문제가 발생하지 않는다. 여행 기간이 길수록 돈 관리는 철저히 하는 것이 좋다. 돈 관리가 철저해야 우정이 더욱 오래간다는 사실을 기억해야 한다.

① 여행 경비를 잘 관리해야 여행이 즐겁다.

② 모든 여행 경비는 공동으로 관리해야 한다.

③ 여행할 때 공동 경비보다 개인 경비를 써야 한다.

④ 여행 경비보다 지출이 많으면 문제가 발생할 수 있다.

翻译 **最近和志同道合的朋友们一起去小规模旅行的人们在增多。要和几个朋友一起去旅行的话会准备共同经费。像住宿和交通这种需要一起支付的部分就可以花共同经费，但是个人支出必须要从私人经费里面拿。比如说一起去餐馆吃饭的话，各自点的东西就要分好之后单独付款这样才不会产生问题。旅行的时间越长就越要管理好钱财问题。要是始终铭记‘资金管理要彻底，友情才会更长久’的事实。**

① 旅行经费要管理好旅行才会更愉快

② 所有的旅行经费都要共同管理

③ 旅行时比起花共同的经费还是得花个人的钱

④ 如果花的比旅行经费多的话会容易出现问题

答案 ❶

解释 和朋友一起去旅游时，共同经费可以一起使用，但私人费用要自己支付，这样旅途才能愉快，选项①符合题意；选项②、选项③及选项④错误。

38.

사람들은 일반적으로 운동이 건강에 좋다고만 알고 있다. 그러나 자신에게 맞지 않는 운동을 하거나 잘못된 방법으로 무리하게 하면 오히려 건강에 나쁜 영향을 줄 수 있다. 따라서 운동을 통해 건강을 향상하려면 자신에게 맞는 올바른 운동 습관을 길러 실천하는 것이 중요하다. 운동 목표를 무리하게 정하는 것은 피해야 한다. 자칫 운동을 너무 지나치게 하면 공부는 물론 생활의 전반적인 균형이 깨져 오히려 건강한 생활에 해를 끼칠 수 있다.

① 건강에 부정적 영향 미치는 운동도 있다.
② 운동은 부정적 영향보다 긍정적 효과가 크다.
③ 운동 목표를 높게 잡아야 운동의 효과가 나타난다.
④ 좋은 운동 습관을 위해 전문가이 도움을 받아야 한다.

翻译 人们普遍认为运动对身体好。可是如果做与自身不符的运动或是以错误的方式过度运动的话可能会产生负面影响。因此通过运动增强身体健康并培养适合自己的运动习惯然后去实践的行为是最好的。如果把运动目标设立的太高的话会给自己带来危害。一不留神太过力运动的话会打破你的学习或是生活的平衡给本来就健康生活带来危害。
① 也存在给健康带来危害的运动
② 运动的正面效果比负面效果大
③ 要把运动目标提高才会有运动效果
④ 为了良好的运动要请专人来指导

答案 ❶

解释 不适合自己的或者过度的运动会给身体带来伤害，选项①符合题意；选项②和选项④文中没有涉及；不应把运动目标定的太高，这样会给身体带来危害，选项③错误。

※ [39~41] 다음 글에서 <보기>의 문장이 들어가기에 가장 알맞은 곳을 고르십시오. (각 2점)
请将<示例>中的句子填入下文合适的位置。（各2分）

39. 요즘 젊은이들 사이에 적은 돈으로 즐거움을 찾는다는 이유로 인형 뽑기가 인기를 끌고 있다. (㉠) 적은 돈으로 기분전환이 된다면 좋지만 사행심에 눈멀어 중독으로 이어지는 것은 걱정스럽다. (㉡) 인형 뽑기에 수백만 원을 썼다며 인형기계를 훔치다 잡힌 남자도 있다. (㉢) 인형 나오는 출구에 몸을 밀어 넣었다 구조된 20대 여자도 있다. (㉣) 그러므로 건전한 놀이로 즐길 것인지, 중독의 늪에 빠질 것인지 열쇠는 자기 손 안에 있다.

보기

집착의 정도를 스스로 조절하지 못하면 중독이다.

① ㉠　　② ㉡　　③ ㉢　　④ ㉣

翻译 最近的年轻人为了寻找用小钱获得快乐的方法抓娃娃机很受人欢迎。(㉠) 虽然能用那个小钱起到转换心情的作用但是存有侥幸心理沉迷于游戏的话很让人担心. (㉡) 有一位男子在抓娃娃机上花了数百万韩元甚至是试图把抓娃娃机偷走被抓了个现行. (㉢) 也有一位20岁的女孩儿把身子钻进娃娃机的出口那里被卡住后得救了. (㉣) 所以说玩游戏要适度，拯救自己的钥匙在自己手里.

示例：如若不能自发的调节执着程度那么就是中毒了
① ㉠　　② ㉡　　③ ㉢　　④ ㉣

答案 ❹

解释 在列举过度沉迷抓娃娃机的例子后，应该对这种现象进行总结，所以要填的句子应该填在负面例子之后，选项④符合题意。

40. 우리가 비교적 자유롭게 쓸 수 있는 돈을 용돈이라고 한다. (㉠) 학생들은 대부분 부모님이나 어른들로부터 용돈을 받는다. (㉡) 자유롭게 쓸 수 있는 용돈도 계획을 세워 사용하면 낭비를 막을 수 있다. (㉢) 용돈을 쓸 때 중요하고 필요한 순서에 따라 용돈의 사용 계획을 세우고 바르게 사용했는지 평가해야 한다. (㉣) 특히 용돈을 사용할 때 용돈 기입장을 작성하면 좋다. 돈을 언제, 어떻게 사용했는지 알 수 있어 낭비를 막을 수 있고 자신의 소비 생활을 반성할 수 있다.

보기

하지만 일부는 심부름이나 청소 등을 하여 용돈을 마련하기도 한다.

① ㉠　　② ㉡　　③ ㉢　　④ ㉣

翻译 我们把能够自由使用的钱称之为零花钱. (㉠) 学生大部分都是从父母或是大人那里得到的零花钱. (㉡) 零花钱也要有计划的使用才会减少浪费. (㉢) 在花钱的时候要分清重要程度而制定计划并且也要自己认真评价是否花钱如流水. (㉣) 特别是在使用零花钱的时候最好记录流水账. 可以知道在什么时候花的钱, 又是花到哪去了的问题也可以减少浪费还可以反省自己的生活消费程度.

示例: 但是也有一部分是通过帮忙跑腿儿或是清扫等途径得到的奖励。

① ㉠　　② ㉡　　③ ㉢　　④ ㉣

答案 ❷

解释 要填入的句子为获得零花钱的方法，文中已经列举了一种大多数学生获得零花钱的方法，所以应填在列举的发放后面，形成对比，选项②符合题意。

41. 8살 이후부터는 생활에 불편하지 않다면 안경을 쓰지 않는 것이 좋다. (㉠) 그러나 칠판의 글씨가 잘 보이지 않으면 공부에 흥미를 잃을 수 있기 때문에 안경을 쓰는 것이 좋다. (㉡) 하지만 8살 이전에 시력이 나쁜 경우에는 2~3 살이라도 꼭 안경을 써야 한다. (㉢) 이 때 아기가 눈이 나쁜 것을 모르고 안경을 쓰지 않으면 시력 발달에 문제가 생겨 약시가 될 수 있다. (㉣) 약시는 시신경이 제대로 발달하지 못해 사물이 선명하게 보이지 않는 것을 말한다.

보기

사람의 시력은 보통 8세까지 천천히 발달한다.

① ㉠　　② ㉡　　③ ㉢　　④ ㉣

翻译 八岁以后生活没有不方便的话最好是可以不带眼镜。(㉠)可如果看不清楚黑板上的字的话，会因此失去对学习的兴趣，所以还是戴眼镜比较好。(㉡)但是八岁以前孩子的眼睛变坏的话哪怕只有两三岁也要给孩子戴眼镜。(㉢)若这个时候还不知道孩子的视力不好并且不戴眼镜的话会给孩子的视力发育造成问题甚至有可能变成弱视眼。(㉣)弱视是指视神经没有顺利的发育完全 不能清楚的看清事物。

示例：人的视力一般来说是从8岁开始发育的

① ㉠　　② ㉡　　③ ㉢　　④ ㉣

答案 ❸

解释 文章首先叙述了孩子八岁以后应不应该戴眼镜，其次阐述了八岁之前应该给孩子戴眼镜，后面应该解释这么做的原因，即“人的视力一般来说是从八岁开始发育”，而且要填的句子中的“八岁”与后文中的“这个时候”相对应，选项③符合题意。

※ [42～43] 다음 글을 읽고 물음에 답하십시오. (각 2점)
阅读下文，回答问题。（各2分）

수필 작가인 '나'는 평범한 일상 속에서 "목청껏 소리를 지르고 손뼉을 치고 싶은 충동 같은 것"을 느낄 정도로 신선한 자극에 목말라 있다. 그러던 어느날 버스를 타고 가다가 마라톤 경기를 한다는 소식을 듣고 일부러 버스에서 내렸다. 일 등 주자가 들어오는 모습을 보고 오랜만에 마음껏 환호를 할 수 있다는 기대감에 근처 식당으로 향했다. 그러나 일등 주자는 이미 골인 지점에 도착했고, 나는 꼴찌에 가까운 후속 주자들의 얼굴을 보게 되어 잠깐 실망했다. 식당에서 같이 경기를 보던 다른 사람들도 일등 주자의 기록에만 관심을 표했다. 하지만 나는 꼴찌의 얼굴 표정을 보고 많은 것을 느꼈다. <u>꼴찌주자의 모습은 고통스럽고 고독하지만 위대해 보였다.</u> 마지막까지 최선을 다해 뛰고 있었기 때문이다. 그래서 나는 그 선수가 끝까지 포기하지 않고 달리기를 바라면서 그 선수에게 박수를 보냈다. 나는 일등이 아닌 꼴찌에게 보내는 갈채가 더 없이 감동적이고 새로운 희열을 동반한 것이었음을 깨달았다. 운동경기는 물론 일상에서도 승부를 초월해서 정정당당하게 싸우는 선수의 경기 태도 같은 파인플레이가 귀해지고 있다. 타인과의 경쟁이 심해지면서 당당함, 깨끗함이 사라졌지만 나는 결과에 상관없이 최선을 다하는 꼴찌의 아름다움을 응원하는 것이다.

42. 밑줄 부분에 나타난 '나'의 심정으로 알맞은 것을 고르십시오.

① 뿌듯하다　② 담담하다　③ 허전하다　④ 뭉클하다

翻译 作为随笔作家的"我"在平凡的日常中感受"想要放声尖叫鼓掌的冲动"，渴望新鲜的刺激。然而某一天我坐在公交上听到马拉松比赛的消息下了公交车。看着第一名过来的模样，因为时隔很久可以尽情欢呼的期待，我走向了附近的食堂。然而，第一名已经抵达终点，我看着接近最后一名的选手的脸，有些失望。在食堂一同观看比赛的其他人也只对第一名的纪录表示关心。但是我从最后一名的脸部表情上感受到了很多。最后一名选手的模样痛苦又孤独，却看起来十分伟大。因为他尽全力奔跑了。因此，我希望这位选手不到终点绝不放弃一直奔跑，我为他送上了掌声。我意识到不为第一而为倒一送上的欢呼令人无比感动，带有新的喜悦。体育竞技如此，在日常生活中超越胜负堂堂正正比拼的选手的竞技态度等绝妙表现也逐渐可贵。虽然随着与他人之间的竞争越来越激烈，堂堂正正和公正干净已消失殆尽，但我会为不争结果全力以赴的倒数第一的美应援。

42.请选择与划线部分"我"的心情相符的选项。
① 欣慰　② 平静　③ 空虚　④ 感动

答案 ❹

解释 "我"为马拉松的最后一名献上了掌声，因为"我"看到了最后一名选脸上痛苦又孤独的表情，感受到了他的体育精神，所以"我"看到最后一名选手的坚持，内心是十分感动的。

43. **위 글의 내용과 같은 것을 고르십시오.**

① 나는 마라톤 경기를 보기 위해 식당에 갔다.

② 운동을 좋아하는 나는 마라톤 경기에 참가했다.

③ 경기에서 일 등한 선수를 보고 큰소리로 환호했다.

④ 나는 큰소리로 소리를 지르며 운동하는 것을 좋아한다.

翻译 **请选择与上文内容相符的选项。**
① 我为了看马拉松比赛去了食堂
② 喜欢运动的我去参加了马拉松
③ 我为比赛中第一名选手欢呼
④ 我喜欢大声叫喊和运动

答案 ❶

解释 “我”为了看马拉松比赛去了附近的食堂，选项①符合题意；“我”没有参加比赛，只是去观看了，选项②错误；“我”被最后一名的竞技精神所感动，为他欢呼，选项③错误；“我”喜欢感受生活中“想要放声尖叫鼓掌的冲动”，并不是喜欢大声喊叫和运动，选项④错误。

※ [44~45] 다음을 읽고 물음에 답하십시오. (각 2점)
阅读下文，回答问题。（各2分）

아무리 좋은 음식이라도 과식을 하면 배탈이 나고 체질에 맞지 않는 식품을 복용하면 알레르기 반응이 나타난다. 마찬가지로 약이나 건강식품도 반드시 우리 몸에 좋은 영향만 주는 것은 아니다. 약은 건강에 이로움을 주는 작용과 해로움을 주는 부작용을 일으키는 양면성을 가지고 있다. 아무리 광고를 많이 하고 인지도가 높아도, 법의 개정으로 일부 의약품이 약국 이외에서 판매가 가능하다고 하더라도, 모든 의약품은 (　　　)는 것을 잊지 말아야 한다. 모든 사람에게 적합한 약이란 존재하지 않는다. 같은 약도 사람마다 흡수능력이나 대사능력이 각각 다르므로 더욱 주의를 기울여야 한다. 따라서 병의원이나 약국에 방문할 때는 자신이 복용하는 약에 대한 정확한 정보를 알리고 부작용에 대해서 주의 깊게 관찰하는 것이 필요하다.

44. 이 글의 주제로 알맞은 것을 고르십시오.

① 약의 부작용과 주의사항에 대해 주의를 기울여야 한다.
② 약을 살 때는 인지도가 높은 약을 선택하는 것이 좋다.
③ 약국 이외에서 판매되는 약을 되도록 먹지 말아야 한다.
④ 좋은 음식이 약보다 좋으므로 약의 사용을 줄여야 한다.

翻译 无论多好的食品一旦暴食就会导致腹泻，食用不符合体质的食品会发生过敏。同样，药物或健康食品并非只对身体有益。药具有两面性，对健康有益，同时也存在有害的副作用。即使做再多的广告，拥有再高的认可度，或是因为法律修改部分药品可在药店之外的地方进行售卖，也不要忘记所有的药品(　　　)没有适合所有人的药。不同的人对同一种药的吸收能力不同，代谢能力也不同，因此更需注意。所以我们需要在去医院或药店时了解自己所服用药物的准确信息，以及多多注意副作用。

44.请选择本文的主旨。
① 应该对药物的副作用和注意事项多加留意
② 买药时选择认可度高的药更好
③ 不要服用药店之外其他地方售卖的药品
④ 好食品比药好，因此要减少吃药

答案 ❶

解释 文章主旨为不论多么好的药物，都具有两面性，也不会适用于所有人，所以选择药物时应该留意药物的副作用和注意事项，选项①符合题意。

45. (　　)에 들어갈 내용으로 가장 알맞은 것을 고르십시오.

① 가격이 다르다　　② 모든 사람에게 유익하다

③ 아픈 사람에게 적합하다　　④ 부작용의 가능성이 존재한다

翻译 **45.请选择合适的内容填入（ ）。**

① 价格不同　　② 对所有人有益

③ 适合疼痛的人　　④ 存在副作用

答案 ❹

解释 空缺部分后面提到没有适合所有人的药，要多多注意副作用，所以空缺部分应填所有药品都有副作用，选项④符合题意。

※ [46～47] 다음 글을 읽고 물음에 답하십시오. (각 2점)
阅读下文，回答问题。（各2分）

범죄의 개념은 문화마다 매우 다양하고 시대에 따라서도 크게 변화하기 때문에 어떤 특정 행위를 보편적인 범죄로 단정을 내리기는 어렵다. (㉠) 집단에 대한 반역이나 배신은 가장 보편적인 범죄 중의 하나이며 가장 오래전부터 공적 위법행위로 인식되어온 행위이다. (㉡) 인류 역사상 초기부터 나타난 다른 유형의 범죄들로는 신성모독, 초자연적 금기사항에 대한 위반, 근친상간 등이 있다. (㉢) 근친상간은 대체로 비난의 대상이 되지만 각 문화권마다 이를 다르게 규정하고 있다. (㉣) 그러나 문명사회 내에서도 원시종족들이나 친족공동체들은 살인을 비교적 사적인 문제로 취급해 관련 친족집단이 처리하도록 하는 경우도 있다. 현대 산업사회에서는 개인의 재산권 보호를 목적으로 하는 수많은 형법규정이 제정되었다.

46. 위 글에서 <보기>의 글이 들어가기에 가장 알맞은 것을 고르십시오.

보기

살인은 모든 문명사회에서 범죄로 간주된다.

① ㉠ ② ㉡ ③ ㉢ ④ ㉣

翻译 犯罪这一概念随着文化的不同十分多样，也会随着时代大幅度变化，因此判定哪种特定行为为普遍的犯罪是很困难的事情。(㉠) 反叛或背叛集体是最普遍的犯罪之一，是最早开始被公认为违法行为。(㉡) 人类历史上最早开始出现的其他类型犯罪有亵渎神圣、违反超自然现象、乱伦等。(㉢) 乱伦会受到指责但在不同的文化圈中对其有不同的规定。(㉣) 然而在文明社会中也存在原始种族或亲属将杀人看作私人问题相关亲属进行处理的情况。现代产业社会中以保护个人财产权为目的指定了无数刑法规定。

46.请将<示例>中的句子填入上文合适的位置。
<示例> 杀人在所有的文明社会中都被看作犯罪。
① ㉠ ② ㉡ ③ ㉢ ④ ㉣

答案 ❹

解释 要填入的句子中提到了杀人犯罪，所以后面应提到与杀人有关的犯罪，选项④符合题意。

47. 위 글의 내용과 같은 것을 고르십시오.

① 범죄의 개념은 시대에 따라 변하지 않았다.

② 친족공동체들은 살인을 직접 처리하기도 하였다.

③ 현대 사회의 형법규정은 개인의 재산권 보호가 목적이다.

④ 살인과 같은 범죄는 사적인 문제이므로 법으로 처리할 수 없다.

翻译 **47.请选择与上文内容相符的选项。**

① 犯罪的概念并不随着时代变化

② 亲属们也会直接处理杀人问题

③ 现代社会的刑法规定以个人财产权保护为目的

④ 杀人等犯罪因为是私人问题所以无法依法处置

答案 ❷

解释 犯罪这一概念随着文化的不同而十分多样化，也会随着时代大幅度变化，选项①错误；现代社会中原始种族或亲属们可以直接处理杀人问题，选项②符合题意；现代产业社会中以保护个人财产权为目的指定了无数刑法规定，并不是现代社会的刑法规定以个人财产权保护为目的，选项③错误；杀人在所有的文明社会中都被看作犯罪，选项④错误。

※ [48~50] 다음을 읽고 물음에 답하십시오. (각 2점)

阅读下文，回答问题。（各2分）

수질오염이란 물이 스스로 자정작용을 할 수 없게 된 상태를 말한다. 한국의 수질오염을 유발하는 것은 인구의 증가와 도시집중, 가구와 주택의 증가 등 사회경제적인 환경의 변화이다. 경제성장과 산업구조가 변화하고, 에너지 소비량이 증가하면서 폐수와 폐기물의 발생이 증가하게 되었다. 이것이 한정된 자원인 수질에 (   ) 된다. 지구온난화 등 기후환경의 변화에 따른 강수량의 불균형도 수질오염의 원인이 된다. 이는 물의 지역별, 계절별 편차를 유발하여 수질관리를 어렵게 하기 때문이다. 수질오염의 원인은 배출 형태에 따라 크게 점오염원과 비점오염원으로 구분된다. 점오염원은 생활하수, 산업폐수, 축산폐수 등 일정한 배출경로를 가진 오염원이다. 그리고 비점오염원은 도시, 도로, 농지, 산지, 공사장 등 불특정 장소에서 주로 빗물과 함께 수질오염물질을 배출하는 배출원을 말한다. 점오염원은 환경기초시설 등의 처리시설로 예방 및 정화가 가능하다. 하지만 비점오염원은 오염지역이 광범위하기 때문에 제어가 어려우므로 환경의식과 제도의 실천에 의해서만 개선될 수 있다.

48. 위 글을 쓴 목적으로 알맞은 것을 고르십시오.

① 수질오염의 심각성을 설명하려고

② 수질오염의 직접적인 영향을 역설하려고

③ 수질오염의 원인과 해결 방안을 제시하려고

④ 수질오염이 경제에 미치는 영향을 주장하려고

翻译 水污染是指水丧失自净能力的状态。导致韩国的水污染的是人口增加、城市集中、家庭和住宅的增加等社会经济方面环境的变化。随着经济增长、产业结构变化，能量消耗量增加，废水和废气也随之增多。这对有限的水资源(　　)。随着全球变暖等气候环境变化发生的降水量不均衡也是导致水污染的原因之一。这是因为其导致水量在不同地区和不同季节存在偏差，水质管理变得困难。水污染的原因根据排放形式可大致分为点污染源和非点污染源。点污染源是指生活废水、产业废水、畜产废水等具有特定排放途径的污染源。非点污染源是指在城市、道路、耕田、山地、工地等非特定场所中主要随着雨水排出水污染物质的污染源。点污染源可通过环境基础设施等处理设施进行预防和净化。但非点污染源因为污染地区过广控制进来具有难度，因此只有依靠环境意识和制度的实施加以改善。

48.请选择本文的写作目的。

① 为说明水污染的严重性

② 强调水污染的直接影响

③ 提出水污染的原因及解决方案

④ 表明水污染对经济的影响

答案 ❸

解释 文章阐述了水污染的原因，以及针对不同种类水污染的解决方案，选项③符合题意。

49. ( )에 들어갈 내용으로 가장 알맞은 것을 고르십시오.

① 간접적인 효과를 주게　　② 자정작용을 할 수 있게
③ 직접적인 영향을 미치게　　④ 어떤 영향도 주지 못하게

翻译 **49.请选择合适的内容填入（ ）。**
① 使起到间接效果　　② 使发挥自净作用
③ 使直接影响　　④ 使没有任何影响

答案 ❸

解释 随着经济增长、产业结构变化，能量消耗量增加，废水和废气也随之增多，这直接影响了水资源的使用，导致了水污染，空缺部分后面也列举了导致水污染的间接原因，与前文相关联，选项③符合题意。

50. 밑줄 친 부분에 나타난 필자의 태도로 알맞은 것을 고르십시오.

① 광범위한 오염지역은 개선하기 어렵다고 단언하고 있다.
② 수질오염의 원인으로 지역의 광범위함을 의심하고 있다.
③ 비점오염원의 개선을 위해 제도의 실천을 요구하고 있다.
④ 환경기초시설의 부족이 수질오염의 원인이라고 확신하고 있다.

翻译 **50.请选择划线部分表现的作者态度。**
① 断言改善广范围的污染很困难
② 通过水污染意识到地区的广阔
③ 为改善非点污染源要求实施制度
④ 认为环境基础设施不足是导致水污染的原因

答案 ❸

解释 非点污染不容易得到解决，需要加强环保意识，制定相关制度来进行改善，所以作者希望为改善非点污染实施相应制度，选项③符合题意。

제3차 읽기

※ [1~2] (　)에 들어갈 가장 알맞은 것을 고르십시오. (각 2점)
请选择合适的内容填入(　)。(各2分)

01. 자기방에 들어간 동생은 잠을 자는지 아무 소리도 들리지 않았다.

① 자려고　② 자면서　③ 자는지　④ 자든지

翻译 **弟弟是不是在房间里睡着了，什么声音都听不到。**

答案 ❸

解释 选项①中-려고表示意图；选项②中-면서表示同时做某事；选项④中-든지表示无条件包括；选项③中-는지表示推测，符合题意。

02. 한국 김치는 맵지만 (　　) 더 먹고 싶어진다.

① 먹거나　② 먹어봐야　③ 먹다시피　④ 먹을수록

翻译 **韩国泡菜虽然很辣，但是越吃越想吃。**

答案 ❹

解释 选项①中-거나表示“不论是……还是……”；选项②中-어/아야表示“只有……才……”；选项③中-다시피表示“正如……”；选项④中-ㄹ수록表示“越来越……”，符合题意。

※ [3~4] 다음 밑줄 친 부분과 의미가 비슷한 것을 고르십시오. (각 2점)

请选择与下文划线部分意思相近的选项。（各2分）

03. 한국어를 잘 사용하지 않으면 잊어버리게 돼 있다.

① 잊어버린 체한다　② 잊어버릴 수도 있다

③ 잊어버리기 마련이다　④ 잊어버리려던 참이다

翻译 **如果不经常使用韩语，就会忘记。**

答案 ❸

解释 题目中-게 돼 있다表示“会出现……结果”选项①中-ㄴ 체하다表示“装作……”；选项②中-ㄹ 수 있다表示“可能会……”；选项④中-려던 참이다表示“正好要做……”；选项③中-기 마련이다表示必然会出现的结果，符合题意。

04. 친구가 서두르지 않는 통에 비행기를 놓쳤다.

① 않는 탓에　② 않는 김에　③ 않다 보면　④ 않는 데다가

翻译 **因为朋友不着急，所以错过了飞机。**

答案 ❶

解释 题目中-는 통에表示理由、原因；选项②中-는 김에表示“顺便做……”；选项③中-다 보면表示前面的行动不停去做一段时间就会产生后面的结果；选项④中-는 데다가表示“再加上……”；选项①中-는 탓에表示原因，符合题意。

※ [5~8] 다음은 무엇에 대한 글인지 고르십시오. (각 2점)
请选择下文描述的主题。（各2分）

05.

> 상상보다 더한 편안함이 있다.
> 조용함이 남다르다.

① 운동화　② 화장품　③ 청바지　④ 자동차

翻译 比想象中更加舒适 / 与众不同的安静
① 运动鞋　② 化妆品　③ 牛仔裤　④ 汽车

答案 ❹

解释 由广告词的第二句“与众不同的安静”可知，商品应为有声音的物品，选项④符合题意。

06.

> 당신의 왕 초보 영어 탈출을 도와 드립니다.
> 7일 이내 환불 보장(효과 없을 때)

① 학원　② 은행　③ 백화점　④ 헬스클럽

翻译 帮您摆脱初学英语的困境 / 若无效果，7日内保证退款
① 辅导班　② 银行　③ 百货商店　④ 健身房

答案 ❶

解释 由“帮您摆脱初学英语的困境”可知，该广告为英语辅导班广告，选项①符合题意。

07.

길을 건널 때 횡단보도 이용
'멈춘다, 살핀다, 건넌다'

① 전기 절약 ② 사고 예방 ③ 문화 체험 ④ 건강 습관

翻译 **过马路请走人行横道 / "一停，二看，三通过"**
① 节约电力 ② 预防事故 ③ 文化体验 ④ 健康习惯

答案 ❷

解释 由"过马路请走人行横道"可知，此广告为预防事故发生的广告，选项②符合题意。

08.

■ 안경을 세척기에 넣으세요.(5초-7초)
■ 안경을 꺼낸 후 수건으로 물을 닦아 주세요.

① 제품 설명 ② 영업 문의 ③ 이용 순서 ④ 교환 방법

翻译 **■ 请将眼镜放入清洗机。(5-7秒)**
■ 将眼镜取出后，请用毛巾降水擦干。
① 产品说明 ② 营业咨询 ③ 使用顺序 ④ 交换方法

答案 ❸

解释 由题目内容可知，题目是对产品使用顺序的说明，选项③符合题意。

※ [9～12] 다음 글 또는 그래프의 내용과 같은 것을 고르십시오. (각 2점)
请选择与下列文章或内容相符的选项。（各2分）

09.

> **2019년 서울가구거리 가구대축제**
>
> ➩ 행사 일시
> 2019.2.11(월) - 2019.2.15(금)
> ➩ 행사 시간
> 오전 09:00 - 오후 08:00
> ➩ 행사 장소
> 서울가구거리
> * 노래자랑에 참가하실 분은 미리 신청 바랍니다. (02-211-3423)

① 이 축제는 일주일동안 열린다.
② 전국 어디서나 가구를 살 수 있다.
③ 축제기간에 열리는 노래자랑에 나갈 수 있다.
④ 서울 시민이 아니면 노래자랑에 참가할 수 없다.

翻译 翻译：2019年 首尔家具一条街 家具大庆典
→活动日期
2019.2.11.（周一）-2019.2.15（周五）
→活动时间
上午 09:00 - 下午 08：00
→活动地点
首尔家具一条街
*请要唱歌的客人提前报名。（02-211-3423）
①这个庆典将举行一星期。
②全国各地都可以买家具。
③可以参加庆典期间举行的歌唱比赛。
④不是首尔市民的话，不可以参加歌唱比赛。

答案 ❸

解释 有题目内容可知，庆典举行5天；只有首尔地区举行家具庆典，可以买家具；庆典期间将举行歌唱比赛，可以提前报名参加；题目中未涉及歌唱比赛的参赛条件。选项③符合题意。

10.

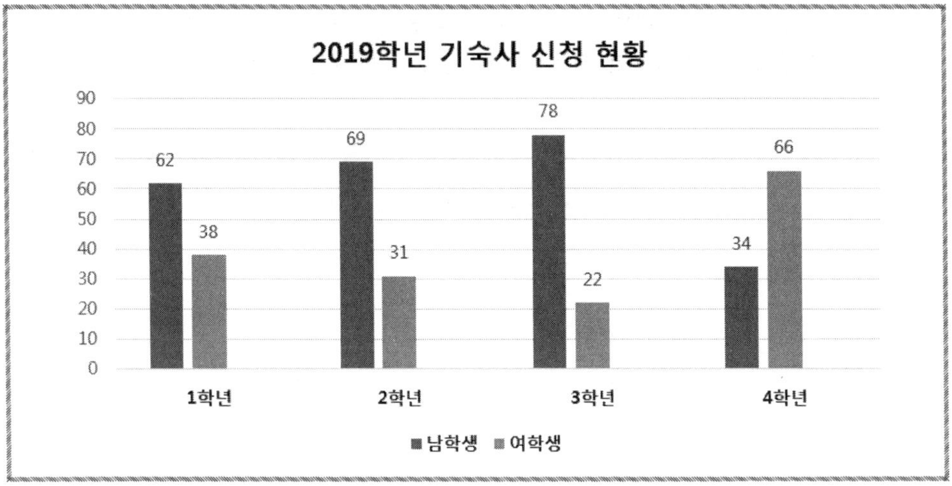

① 기숙사를 신청하는 인원이 해마다 늘고 있다.

② 4학년은 여학생 신청자가 남학생보다 많다.

③ 전체 기숙사 신청은 남녀 비율이 비슷하다.

④ 매 학년마다 남학생이 여학생보다 더 많이 신청한다.

翻译 **① 申请住宿的人数逐年递增。**
② 4年级女生申请者比男生多。
③ 全体申请住宿的人中男女比例相似。
④ 每个年级男生申请的人数都比女生多。

答案 ❷

解释 由柱状图可知，每年申请住宿的人数并非呈递增状态；4年级申请人者女生比男生多；全体申请住宿的人中，男生比女生多，比例不相近；4年级男生申请人数比女生少，并非每个年级男生申请的人数都比女生多。选项②符合题意。

11. 대전경찰서는 29일 오전 대전역에서 안전한 교통문화를 위한 교통안전교육을 실시했다. 이날 교육에서는 교통약자 보호를 위해 전단지 등 홍보물품을 나눠주며 '사람이 먼저'인 교통문화를 만드는데 동참해줄 것을 당부했다. 아울러 횡단보도를 건너는 주민들에게 보행자 스스로 지켜야할 교통안전의 중요성에 대해 교육하는 시간을 가졌다.

① 이날 교육에는 많은 경찰들이 참석했다.

② 주민들은 교통안전의 중요성에 대해 교육받았다.

③ 주민들이 스스로 횡단보도를 만들기로 결정했다.

④ 경찰들은 주민들에게 올바른 운전 방법을 가르쳤다.

翻译 **大田警察署于29日上午，在大田站进行了交通安全教育。在当天的教育活动中，为了保护交通弱势群体，还发放了宣传单等宣传品，希望广大市民共同参与到"以人为先"的交通文化创建中来。同时，还对穿越人行横道的居民进行了教育，强调了步行者遵守交通规则的重要性。**

① 当天很多警察参加了教育活动。

② 居民接受了关于交通安全重要性的教育。

③ 居民决定自己建设人行横道。

④ 警察教给居民正确的开车方法。

答案 ❷

解释 当天参加教育活动的是居民，不是警察；居民们受到了关于交通安全重要性的教育，选项②符合题意。选项③和选项④文中没有涉及。

12.

강원도 한 식당에서 불이 난 집에서 몸이 불편한 할머니의 목숨을 구한 사실이 알려져 화제다. 10일 오후 7시 춘천시 한 주택에서 불이 났다. 불이 나자 집 안에 몸이 불편한 할머니가 있어 어린 손자는 주변에 도움을 요청했다. 마침 인근 식당에서 식사 중이던 청년 3명은 먹던 것을 뒤로 한 채 불길 속으로 뛰어 들어갔다. 결국 청년들은 몸이 불편해 나오지 못한 할머니를 안전하게 구조했다.

① 불이 난 집에서 손자가 할머니를 구했다.

② 몸이 불편한 할머니가 청년 3명을 구했다.

③ 식사하던 청년들이 몸이 불편한 할머니를 구했다.

④ 식당에 불이 났지만 3명의 청년이 어린 손자를 살렸다.

翻译 **某位身体不适的老奶奶被从着火的家中救出，这一事实成为了江原道某餐厅的话题。10日晚7时，春川市一居民楼起火，失火的家中有一位身体不适的老奶奶，小孙子正向周围的人求救。正在附近餐厅吃饭的3名青年听到后放下了手中的饭，跑进了火场。最终，青年们安全地救出了因身体不适被困火中的老奶奶。**

① 失火家中的孙子救出了老奶奶。

② 身体不适的老奶奶救了3名青年。

③ 正在吃饭的青年救出了身体不适的老奶奶。

④ 餐厅着火了，3名青年救出了小孙子。

答案 ❸

解释 在着火的居民楼附近餐厅吃饭的3名青年救出了身体不适的老奶奶，选项③符合题意。

※ [13～15] 다음을 순서대로 맞게 배열한 것을 고르십시오. (각 2점)
请选择正确的排列顺序。（各2分）

13.

(가) 칭찬하면 상대의 기분을 좋게 해주는 효과도 있다. (나) 칭찬은 어떤 대상에 대한 장점을 말해주는 것이다. (다) 그러므로 칭찬받을 만한 일에 대해 칭찬해야 한다. (라) 그러나 잘못된 칭찬은 상대에게 부담을 주기도 한다.

① (나)－(가)－(라)－(다)　② (나)－(라)－(다)－(가)
③ (가)－(나)－(다)－(라)　④ (가)－(라)－(다)－(나)

翻译 (가) 称赞也会使对方的心情变好。
(나) 所谓称赞，即对某个对象的优点进行描述。
(다) 因此应对值得称赞的事情进行称赞。
(라) 但是不当的称赞也会给对方带来负担。

答案 ❶

解释 首先应对“称赞”的定义进行描述，其次论述称赞带来的影响，最后得出应该怎样称赞的结论。选项①符合题意。

14.

(가) 이렇게 말과 행동이 같아야 한다는 것을 언행일치라고 한다. (나) 말은 쉽게 할 수 있지만 행동으로 옮기는 것은 어렵다. (다) 그래서 말을 하기 전에는 지킬 수 있는지 먼저 잘 생각해 보아야 한다. (라) 부모님께 약속하고 그 말을 지키지 않아서 혼난 적이 있을 것이다.

① (나)－(가)－(다)－(라)　② (나)－(라)－(다)－(가)
③ (다)－(가)－(라)－(나)　④ (다)－(라)－(가)－(나)

翻译 (가) 这样话和行动一致的情况被称为言行一致。
(나) 虽然做出承诺很容易，将自己的话付诸行动却很难。
(다) 所以在做出承诺前，首先要好好考虑自己能否遵守约定。
(라) 也有和父母约定好，却因为没有遵守约定而被责备的情况。

答案 ❷

解释 다)是总结性的话，不应放在文章开头，应放在后半部分，因此排除选项①、选项③和选项④，选项②符合题意。

15.

(가) 이런 고정관념은 뚜렷한 근거가 없고 감정적인 판단에 근거한다.
(나) 그러므로 사람을 능력으로 판단하고 똑같은 기회를 주어야 한다.
(다) 그래서 특정 사회나 문화에서 남녀 차별이 나타나기도 한다.
(라) 잘 변하지 않는 굳은 생각을 고정관념이라고 한다.

① (나)－(가)－(다)－(라)　　② (나)－(다)－(가)－(라)
③ (라)－(가)－(다)－(나)　　④ (라)－(다)－(가)－(나)

翻译 (가) 这样的固定观念没有明确的依据，只根据情感来判断。
(나) 因此应该通过能力来判断人，给予同样的机会。
(다) 所以在特定的社会或文化中，男女不平等的现象经常会出现。
(라) 不会轻易改变的顽固思想被称为固定观念。

答案 ❹

解释 首先应对固定观念的定义进行描述，在列举具体的例子来进行说明，最后得出结论，选项④符合题意。

※ [16~18] 다음을 읽고 (　　)에 들어갈 내용으로 가장 알맞은 것을 고르십시오. (각 2점)
阅读下文，选择合适的内容填入（　）。（各2分）

16.

모든 통증은 나름대로의 이유가 있다. 배가 아프다는 건 위장 기관이, 다리가 아프다는 것은 다리가 쉬고 싶다는 몸의 신호다. 통증이 없다면 우리는 아픈 부위를 깨닫지 못하다가 질병에 걸리게 될 것이다. 통증은 우리 몸이 (　　　　　) 아프다고 싫어할 일만은 아니다. 통증에 감사하면서 자신의 몸을 더 소중히 해야 할 것이다.

① 주는 경고 신호이므로　　② 소중하다는 증거이므로
③ 문제가 없다는 말이므로　　④ 느끼지 못한다는 의미이므로

翻译 所有的疼痛都有各自的理由。肚子疼是肝、肠胃想休息的信号，腿疼是腿想休息的信号。如果没有疼痛，可能是因为我们疼痛的部位没有被唤醒，也可能会得病。疼痛是我们身体（　），并不只是令人讨厌的事情。我们应该感谢身体的疼痛，更加重视自己的身体。
① 发出的警告　　② 珍贵的证据
③ 没有问题的信号　　④ 感觉不到的意义

答案 ❶

解释 结合上下文可知，有空缺部分的句子表达的意思为“疼痛是身体给我们的警告”，选项①符合题意。

17.

> 사람들은 각각 관심거리와 좋아하는 일이 조금씩 다르다. 누군가는 물건을 고치고 만드는 것을 좋아하고, 어떤 사람은 호기심이 많아 탐구하는 것을 좋아하기도 한다. 또, 그림 그리기나 음악 듣기를 좋아하는 사람도 있다. 이처럼 어떠한 활동이나 물건에 대해 특별히 (　　　　) 가지거나 관심을 나타내는 것을 흥미라고 한다.

① 무관심한 행동을　　② 싫고 지겨운 감정을
③ 좋고 즐거운 느낌을　　④ 귀찮고 나쁜 생각을

翻译 每个人关心的事情、喜欢的事情都各不相同。有些人喜欢修东西、制作东西，有些人好奇心重，喜欢探索。还有些人喜欢画画、听音乐。像这样对于某些活动或物品带有特殊的（　），表现出关心的情况被称为兴趣。
① 不关心的行动　　② 不喜欢、厌烦的感情
③ 喜欢、愉悦的感觉　　④ 麻烦、不好的想法

答案 ❸

解释 兴趣指的是对某些活动或物品带有特殊的喜欢的感觉，选项③符合题意。

18.

> 경제가 성장하면서 자연 환경이 파괴되고 있다. 이렇게 환경이 오염되면 새로운 질병이 생길 수 있다. 또한 땅과 물이 오염되어 식량 생산이 안전하지 못하고 물건 값도 비싸질 수도 있다. 이런 환경오염 문제를 해결하기 위해서는 (　　　　)물건을 재활용해야 한다. 그리고 나무를 심는 등 훼손된 자연을 복구하기 위해서도 노력해야 한다.

① 새로운 물건만 사용하고　　② 오염된 물을 모두 버리고
③ 자원을 절약하여 사용하고　　④ 비싼 물건을 사용하지 않고

翻译 经济发展的同时，自然环境也正在被破坏。环境被污染，可能会产生新的疾病。而且土地和睡也被污染，粮食也变得不安全，物品价格也可能上涨。为解决环境污染问题，应该（　），对物品进行二次利用。还有应该经常种树，努力恢复已经被破坏的自然。
① 只使用新的物品　　② 将被污染的水都扔掉
③ 节约使用资源　　④ 不使用昂贵的物品

答案 ❸

解释 由前后文可知，为解决环境问题，应该节约资源、对物品进行二次利用，选项③符合题意。

※ [19～20] 다음 글을 읽고 물음에 답하십시오. (각 2점)
阅读下文，回答问题。（各2分）

에어컨이 켜진 시원한 실내에서만 생활하면 여름 감기에 걸릴 위험이 높다. 여름 감기를 예방하려면 충분한 휴식과 영양 공급이 필요하다. 기온이 오르면 우리 몸은 체온 상승을 막기 위해 열기를 피부 쪽으로 몰아 오히려 몸이 차가워진다. (　　) 더위를 피한다고 찬 음식과 찬 물을 마시면 쉽게 감기에 걸릴 수 있다. 에어컨이 켜진 실내에서는 자주 따뜻한 물을 마셔 수분을 섭취하고 과일, 채소 등을 자주 먹는 것이 좋다.

19. (　　)에 들어갈 알맞은 것을 고르십시오.

① 또는　　② 그래도　　③ 반드시　　④ 그러므로

翻译 一直开着空调，在凉爽的室内生活的话，有很大的危险会得夏季感冒。预防夏季感冒，需要充分的休息和营养。如果气温上升，为阻止体温上升，热气会在皮肤内聚集，身体反而会变得凉爽。（　　）为避免酷暑，如果吃凉的食物、喝凉水，很容易患感冒。在开着空调的室内，应该经常喝热水，摄取水分，经常吃水果、蔬菜。

19.请选出适合填入括号内的选项。
① 或者　　② 即使　　③ 一定　　④ 因此

答案 ❹

解释 结合上下文可知，空缺部分前后应为因果关系，选项④符合题意。

20. **위 글의 내용과 같은 것을 고르십시오.**

① 더운 여름에는 과일과 채소를 많이 먹어야 한다.

② 몸의 체온을 낮추기 위해 시원만 물을 마시면 좋다.

③ 자주 쉬고 물을 자주 마시면 감기를 예방할 수 있다.

④ 더운 여름에는 에어컨이 켜진 곳에서 생활해야 한다.

翻译 **20.请选出和上文内容相符的选项**

① 在炎热的夏天，应该多吃水果和蔬菜。

② 为降低体温，应该喝凉水。

③ 经常休息、喝水，可以预防感冒。

④ 炎热的夏天，应该在开着空调的地方生活。

答案 ❸

解释 文章主旨为如何预防夏季感冒，结论为在开着空调的室内，应该多休息、多喝水、多吃水果和蔬菜。选项③符合题意。

※ [21～22] 다음 글을 읽고 물음에 답하십시오. (각 2점)
阅读下文，回答问题。（各2分）

땀은 인간에게 없어서는 안 되는 소중한 존재다. 몸의 열을 효과적으로 배출하기 때문이다. 또한 땀의 또 다른 기능은 감정을 반영한다는 점이다. 우리의 피부는 열에 반응해 땀을 만들고 체온을 조절하는 역할을 한다. 그런데 손바닥과 발바닥은 예외다. 이곳은 열이 아니라 '정서적 자극'에 반응한다. 중요한 면접을 앞두고 있거나 사랑하는 사람에게 고백을 하는 순간, 우리는 손이 차갑고 축축해진 걸 느낄 수 있다. 또 자신이 응원하는 운동팀이 어렵게 이기는 모습을 볼 때 (　　　) 경험도 할 수 있다. 손바닥에 있는 피부가 불안과 흥분의 감정을 반영해 땀을 만들었기 때문이다.

21. (　　　)에 들어갈 알맞은 것을 고르십시오.

① 콧대가 높은　② 입이 벌어지는　③ 손에 땀을 쥐는　④ 어깨를 짓누르는

翻译 汗液对于人来说是不可或缺的存在。汗液可以有效地排除体内的热气。汗液还可以反映情感。我们的皮肤为应对热气，产生了汗液，调节体温。但是手掌和脚掌是例外。这两个地方不反映热气，而对“情绪的刺激”进行反映。面临重要的面试或向喜欢的人告白时，我们会感到手很凉、很潮湿。或者看到自己喜欢的队伍艰难地取得胜利时，也会体会到（　）的感觉。因为手掌的皮肤为了反映不安和兴奋的感情，会产生汗液。

21.请选出适合填入括号内的选项。
① 不可一世　② 瞠目结舌　③ 捏一把汗　④ 责任重大

答案 ❸

解释 空缺部分表达的意思为紧张的感觉，选项③符合题意。

22. 위 글의 중심 생각을 고르십시오.

① 운동할 때 흘리는 땀은 우리 건강에 좋다.
② 손바닥의 땀은 감정의 자극을 받을 때 난다.
③ 우리 몸에서 나는 땀은 도두 같은 종류이다.
④ 사랑하는 사람에게 고백할 때 땀이 제일 많이 난다.

翻译 **22.请选出上文的中心思想。**
① 运动时流的汗液对身体有好处。
② 受到情感上的刺激时，手掌会出汗。
③ 我们身体流的汗都是同一种类型。
④ 向喜欢的人告白时流的汗最多。

答案 ❷

解释 本文的中心思想为，手掌和脚掌在收到情感刺激时才会出汗。选项②符合题意。

※ [23～24] 다음 글을 읽고 물음에 답하십시오. (각 2점)
阅读下文，回答问题。（各2分）

바쁜 일상 가운데 친구로부터 전화를 받았다. “야! 오랜만이네, 잘 지내지? 무슨 일이야?” 나는 친구의 말이 끝나기도 전에 전화를 건 이유부터 묻고 있었다. 그런데 친구는 “어떻게 지내나 해서. 그냥 목소리라도 듣고 싶었어”라고 했다. 특별한 이유나 목적 없이 친구는 그냥 전화를 한 것이었다. 참 오랜만에 안부 전화를 받은 것이었다. 나는 그런 전화를 건 적이 언제였는지 기억도 나지 않았다. 문자, 카톡, SNS 등 온종일 휴대전화를 끼고 살면서도 특별한 이유 없는 안부 통화는 좀처럼 하기 어렵다. 바쁘게 돌아가는 현대사회에서 이유 없는 대화는 낭비로 느껴지기 때문이다.

23. 밑줄 부분에 나타난 ‘나’의 심정으로 알맞은 것을 고르십시오.

① 속상하다 ② 억울하다 ③ 곤란하다 ④ 부끄럽다

翻译 在忙碌的生活中，我接到了朋友的电话。“喂！好久不见，过得好吗？什么事啊？”我在朋友话音未落之时，就询问他打电话的理由。朋友却说：“就那样过呗，只是想听听你的声音。”没有特别的理由和目的，朋友只是想打电话。真是好久没接到问候电话了。我已经不记得什么时候打过那样的的电话了。短信、kakaotalk、SNS等都在手机里，每天都带着手机生活，这样没有理由的问候电话已经很难实现了。因为在忙碌的现代社会，毫无理由的电话会被认为是浪费。

23.请选出符合划线部分“我”的心情的选项。
①伤心 ②委屈 ③为难 ④羞愧

答案 ❹

解释 朋友打来问候电话，“我”却着急询问打电话的理由，由此联想到“我”已经好久没有打过问候电话了，因此“我”感到很羞愧。

24. **위 글의 내용과 같은 것을 고르십시오.**

① 친구는 문자보다 전화를 자주 했다.

② 친구는 나에게 자주 안부를 물었다.

③ 친구의 전화를 받고 친구에게 미안했다.

④ 친구는 나에게 할 말이 있어서 전화를 했다.

翻译 **24.请选出和上文内容相符的选项。**
①比起发短信，朋友更经常打电话。
②朋友经常问候“我”。
③“我”接了朋友的电话，感到对朋友很抱歉。
④朋友有要对“我”说的话才打的电话。

答案 ❸

解释 朋友给“我”打了一个毫无理由的问候电话，让“我”想到自己已经很久没有打过问候电话了，感到很抱歉。选项③符合题意。

※ [25~27] 다음 신문 기사의 제목을 가장 잘 설명한 것을 고르십시오. (각 2점)
请根据下列新闻标题，选择合适的解释说明。（各2分）

25. 10년 내 최악 겨울 가뭄...주말, 화재 비상

① 주말에 화재가 발생하여 겨울 가뭄이 심해졌다.
② 건조한 날씨 때문에 주말에 큰 화재가 발생했다.
③ 10년마다 찾아오는 가뭄 때문에 농사에 영향이 많다.
④ 메마른 날씨가 이어지면서 화재에 대한 주의가 필요하다.

翻译 10年来最严重的冬季干旱……周末，预防火灾
① 周末发生了火灾，冬季干旱更严重了。
② 由于干燥的天气，周末发生了严重火灾。
③ 每隔10年都会发生干旱，因此对农事的影响很大。
④ 因为持续的干燥天气，要特别注意预防火灾。

答案 ❹

解释 题目中提到今年是10年来最严重的干旱，因此要特别注意火灾预防，选项④符合题意。

26. '부르는 게 값'…택시요금 '바가지' 피해 속출

① 택시 기사들이 요금을 마음대로 받고 있다.
② 적정한 택시 요금을 위해 정부의 관심이 필요하다.
③ 택시 요금 때문에 다투는 시민들이 피해를 보고 있다.
④ 택시 요금이 계속 올라서 시민들의 부담이 늘고 있다.

翻译 ："漫天要价"……出租车宰客事件频发
① 出租车司机随意要价。
② 为实现合适的出租车价钱，需要政府的关注。
③ 因为出租车费吵架的市民正在蒙受损失。
④ 出租车费用不断上升，市民的负担正在加大。

答案 ❶

解释 题目中的俗语意为"漫天要价"，本题主旨为出租车司机随意要价的事件频繁发生，选项①符合题意。

27. 기는 아파트 위 뛰는 단독주택

① 단독주택은 아파트보다 거래량이 적다.

② 사람들은 생활이 편리한 아파트를 선호한다.

③ 아파트 값은 떨어지지만 단독주택은 값은 오르고 있다.

④ 거래량이 적은 단독주택보다 아파트 값이 오르고 있다.

翻译 **在倾斜的公寓上方跳动的单独住宅**
① 单独住宅比公寓成交量少
② 人们更偏好便利的公寓
③ 公寓价格在下降，单独住宅价格正在上升
④ 比起成交量少的单独住宅，公寓价格正在上涨

答案 ❸

解释 “倾斜的公寓”表示公寓价格正在下降，“在公寓上方跳动”表示单独住宅价格在上涨，选项③符合题意。

※ [28～31] 다음을 읽고 (　　)에 들어갈 내용으로 가장 알맞은 것을 고르십시오. (각 2점)
阅读下文，选择合适的内容填入（　　）。

28.

토론은 서로 의견이 다른 문제를 놓고 자기 생각을 말하거나 따지고 의논하는 것이다. 회의와는 달리 토론 참가자는 어떤 주제에 대해 찬성하는 쪽과 반대하는 쪽으로 나뉜다. 그래서 회의에서는 하나의 가장 좋은 의견을 정하지만 토론을 할 때는 누가 옳고 그른지 서로 주장을 하게 된다. 그래서 토론을 열심히 하다 보면 싸우는 듯한 분위기가 되기도 한다. 이때 토론자들은 무조건 (　　　　) 자신의 의견을 뒷받침할 수 있는 근거를 말해야 한다.

① 상대 편이 맞다고 찬성하기보다는
② 자기 편의 의견에 반대하기보다는
③ 상대 편의 의견에 동의하기보다는
④ 자기 편이 옳다고 주장하기보다는

翻译 辩论指就各种不同的问题发表自己的看法，或者互相争论。和会议不同，辩论的参与者就某个主题分为赞成方和反对方。在会议上，要讨论出出一个最好的方案，但在辩论时，要针对是对谁错发表主张。所以如果很认真地去辩论的话，会很像吵架的氛围。这时，辩论者（　　）一定要说出支持自己观点的依据。
① 比起赞成对方是对的
② 比起反对己方的意见
③ 比起同意对方的意见
④ 比起主张己方是正确的

答案 ❹

解释 空缺部分应表达的意思是“比起强调己方是正确的，一定要拿出支持自己观点的论据”，选项④符合题意。

29. 요즘 반려견을 키우는 가정이 늘면서 어디를 가나 반려견을 자주 볼 수 있다. 집 주변에서도, 공원에서도 강아지를 만날 수 있으며, 심지어 어느 대형 마트에서는 물건을 사는 동안 강아지를 맡아주는 서비스까지 해주고 있다. 이제 생활 곳곳에서 강아지를 만나는 게 어렵지 않은 세상이 되었다. 이만큼 우리는 실생활에서 반려견을 만날 기회가 많아졌다. 그러므로 이제는 그들과 행복하게 (　　　　) 고민해야 할 때라고 생각한다.

① 만나는 일에 대해서　　② 살아가는 방법에 대해서
③ 가정을 이루는 것에 대해서　　④ 산책할 수 있는 시간에 대해서

翻译 最近养伴侣犬的家庭越来越多，不管去哪都可以看到伴侣犬。在家周围、公园里都可以看到小狗，甚至在一些大型超市买东西时都能看到帮助看管小狗的服务。现在在生活的各个地方都很容易遇到小狗。像这样，我们在现实生活中遇到伴侣犬的机会越来越多。因此现在应该考虑和他们幸福（　　）。
① 相遇的事情　　② 生活的方法
③ 组成家庭的事情　　④ 散步的时间

答案 ❷

解释 现在养伴侣犬的人越来越多，应该考虑和他们幸福生活的方法，选项②符合题意。

30.

요즘 공감이라는 말을 자주 듣게 된다. 공감이란 다른 사람의 고통이나 분노, 슬픔, 기쁨 등을 함께 느끼는 것이다. 또한 자신과 타인이 한 마음을 갖도록 해 줌으로써 다른 사람의 잘못을 너그럽게 용서해 줄 수 있는 마음이다. 우리가 상대방의 입장을 이해하고 상대방에게 공감한다면 그만큼 갈등은 줄어들 수 있을 것이다. 상대방의 처지에서 이해한다면 자신이 (   ) 다른 사람의 감정을 함께 느낄 수 있게 될 것이다.

① 직접 만나지 않더라도　　② 직접 해결하지 않더라도
③ 직접 경험하지 않더라도　　④ 직접 용서하지 않더라도

翻译 **现在经常能听见共感这样的话。共感是指能够体会到他人的痛苦、愤怒、伤感、高兴等心情。而且能够体会他人的心，宽容地原谅别人的错误。我们理解别人的立场，和对方共感，能够减少一定的矛盾。理解对方的处境，即使自己（　　　），也能够感受到他人的感情。**
① 不能直接见面　　② 不能直接解决
③ 不能直接经历　　④ 不能直接原谅

答案 ❸

解释 结合上下文可知，文章要表达的意思为“即使自己不能直接经历，也能感受到他人的感情”，选项③符合题意。

31.

비누 거품은 크게 두가지 종류가 있다. 하나는 비눗방울 여러 개가 모여 생긴 비누 거품이고 다른 하나는 비누를 문질렀을 때 생기는 크림과 같은 하얀색 거품이다. 비누방울의 얇은 막은 무지갯빛을 띤다. 그러나 막에서 반사된 빛은 흰색을 띠게 된다. 또한 비누의 주성분인 수산화나트륨은 불투명한 흰색이다. 여기에 색소를 넣어 여러 가지 색깔을 띠는 비누를 만든다. 하지만 색소의 양이 아주 적고 물에 (   ) 거품에는 비누의 색깔이 나타나지 않는다.

① 쉽게 녹기 때문에　　② 쉽게 변하기 때문에
③ 어렵게 뭉치기 때문에　　④ 어렵게 반응하기 때문에

翻译 肥皂泡沫可以分为两大类。一种是好多肥皂泡泡聚集在一起形成的肥皂泡沫，另一种是摩擦肥皂时产生的像奶油一样的白色泡沫。肥皂泡泡的薄膜能产生彩虹色的光。但是薄膜上反射的光是灰色的。而且肥皂的主要成分氢氧化钠是不透明的灰色。在这里面放入色素，就可制成各种颜色的肥皂。但是色素的量非常少，在水中（　　），泡沫上不会提现肥皂的颜色。

① 很容易融化　　② 很容易变化
③ 很难成团　　④ 很难反应

答案 ❶

解释 因为肥皂上的色素在水中很容易融化，所以肥皂泡沫上不会提现肥皂的颜色，选项①符合题意。

※ [32～34] 다음을 읽고 내용이 같은 것을 고르십시오. (각 2점)

阅读下文，选择与文章内容相符的选项。（各2分）

32.

갖고 싶은 물건을 갖게 되면 만족감이나 행복감이 급격히 떨어진다는 연구 결과가 나왔다. 이 연구팀은 구매 이전과 이후의 감정 상태를 등급화해서 분석했다. 그 결과 갖고 싶던 물건을 얻기 전에는 물건을 얻었을 때를 상상하며 느끼는 기대감과 긍정적인 감정들이 올라갔다가, 물건을 얻으면 이 감정들이 급격히 떨어졌다. 오히려 원하는 물건을 사기 위해 돈을 모으는 과정, 물건이 배달되기를 기다릴 때의 설레는 마음이 구매 이후보다 더 크다고 말했다. 게다가 물건을 산 이후에는 카드 결제 등의 현실적인 걱정으로 행복감을 줄어든다고 설명했다.

① 사람의 감정은 주위 환경에 따라 쉽게 변한다.
② 갖고 싶은 물건을 얻은 후에는 만족감이 줄어든다.
③ 물건을 얻었을 때 느끼는 기대감은 변하지 않는다.
④ 돈은 모으는 것이 물건 배달을 기다리는 것보다 만족감이 크다.

翻译 研究结果表明，如果拥有自己想要的东西，满足感和幸福感就会急剧下降。该研究小组对购买之前和之后的感情状态进行了等级化分析。其结果是，在得到自己想要的东西之前，想象着想得到的东西，期待感和肯定感会上升，但得到东西之后，这些感情就会急剧下降。相反，为了买自己喜欢的东西攒钱的过程，等待送货时的激动心情比购买后更强烈。再加上购物之后，信用卡结算等现实的担忧会减少幸福感。
① 人的感情会随着周围环境而轻易改变
② 获得想要的东西之后，满足感会较少
③ 获得东西时感受到的期待感不变
④ 攒钱的过程比等待送货时的满足感更强烈

答案 ❷

解释 本文的内容为获得自己想要的东西后，满足感和幸福感就会急剧下降，选项②符合题意。

33.

> 우리는 이웃과 함께 생활해 나가면서 갈등을 겪는 경우가 많다. 갈등은 부정적 결과를 낳기도 하지만, 이를 잘 해결하면 더 나은 관계를 이룰 수 있다. 이웃 간의 갈등을 예방하기 위해서 우선 일반적인 도덕과 예절을 지키는 것이 중요하다. 내가 타인을 존중하면 타인도 나를 존중할 것이다. 또, 다른 사람의 입장에서 생각하는 자세가 중요하다. 이와 관련하여, 자신의 상황을 이웃은 알지 못한다는 사실을 깨닫고 이웃을 배려하는 태도가 필요하다.

① 이웃과 생기는 갈등은 해결하기 힘들다.

② 이웃이 나를 존중하지 않아서 갈등이 발생한다.

③ 상대방에게 예절을 지키게 해야 갈등을 줄을 수 있다.

④ 서로의 입장에서 생각하고 행동하면 좋은 관계를 이룰 수 있다.

翻译 **我们和邻居一起生活，经常会有矛盾。矛盾固然会带来消极后果，但只要解决好这些问题，就能时邻里关系变得更好。为了预防邻里矛盾，首先要遵守基本的道德和礼节。我尊重别人，别人也会尊重我。另外，站在别人立场考虑的态度很重要。还需要认识到邻居不了解自己的情况，需要照顾邻居。**

① 解决邻里矛盾很难

② 邻居不尊重我，经常产生矛盾

③ 只有遵守礼节，才能减少矛盾

④ 如果站在对方的立场考虑、行动，就能够实现良好的邻里关系

答案 ❹

解释 文中提到为实现良好的邻里关系，站在别人立场考虑的态度很重要，选项④符合题意。

34. 행복한 결혼 생활을 위해 건강하고 성숙한 배우자를 선택하려면 현실성을 먼저 생각해야 한다. 또한 충분한 교제 기간도 중요하다. 오늘날은 과거에 비해 이성 교제가 자유로워지면서 이성 교제의 기회가 증가하였다. 또한, 이성 교제 기간에 상대방을 관찰할 수 있기 때문에 과거보다 신중하게 배우자를 선택할 수 있게 되었다. 상대방의 외적 조건 이외에 인생관, 결혼관, 가족관, 인품 등의 내적 조건들이 자신과 조화를 이룰 수 있는지 충분한 기간을 두고 살펴봐야 한다.

① 이성 교제 기간이 길면 많은 문제가 발생한다.
② 결혼할 때 내적 조건이 외적 조건보다 중요하다.
③ 결혼할 때 가장 중요한 것이 생대방의 인품이다.
④ 행복한 결혼 생활을 위해 내적 조건과 외적 조건을 잘 살펴야 한다.

翻译 为了幸福的婚姻生活，想要选择健康、成熟的配偶，首先要考虑现实性。另外，充分的交往时间也很重要。与过去相比，现在异性交往更加自由，异性交往的机会也增加了。另外，在与异性交往期间，可以观察对方，可以比过去更加慎重地选择配偶。除了对方的外在条件，还要用充足的时间来审视对方的人生观、婚姻观、家庭观、人品等内在条件是否与自己相协调。
① 如果异性交往时间太长，就会产生许多问题
② 结婚时内在条件比外在条件更重要
③ 结婚时最重要的是对方的人品
④ 为了幸福的婚姻生活，应该仔细考虑内在条件和外在条件

答案 ❹

解释 本文主旨为结婚时要慎重地考虑对方的内外在条件，选项④符合题意。

※ [35~38] 다음 글의 주제로 가장 알맞은 것을 고르십시오. (각 2점)
请选择下文的主旨。（各2分）

35. 오징어는 포식자로부터 자신을 보호하기 위해 위장술을 쓴다. 오징어의 위장술은 자신의 몸통 색을 주변의 색과 같은 것으로 바꾸는 것을 말한다. 이러한 위장술은 단지 포식자로부터 자신을 보호하는 목적 외에 암컷 앞에서 다른 수컷을 경계할 목적으로도 사용한다. 바로 암컷을 향해 있는 몸의 반은 수컷으로 보이지만 다른 수컷을 향해 있는 반은 암컷의 색으로 변신하는 것이다. 이러한 동물들의 특별한 면을 대할 때면 인간의 우월함을 자만할 수만은 없다는 생각이 든다.

① 오징어는 상황에 따라 암수가 변한다.
② 약한 동물들도 나름대로의 생존방식을 가지고 있다.
③ 동물들이 인간보다 더 우월한 생존본능을 가지고 있다.
④ 동물들은 포식자로부터 자신을 보호하기 위해 색이 변한다.

翻译 鱿鱼为保护自己不受捕食者伤害而使用伪装术。鱿鱼的伪装术是指将身体的颜色换成与周围环境相同的颜色。这种伪装术不仅用于保护自己免受捕食者伤害，还用于在雌性面前警戒其它雄性。面向雌性的一半身体看起来是雄性，但面向其它雄性的一半身体会变成雌性的颜色。面对这些动物的特殊面，我们不能自满于人类的优越。
① 鱿鱼根据情况而改变性别
② 弱小的动物也有各自的生存方式
③ 比起人类，动物拥有更优越的生存本能
④ 动物为保护自己不受捕食者伤害而改变颜色

答案 ❷

解释 本文主旨为鱿鱼这样弱小的动物也会有自己独特的生活方式，选项②符合题意；鱿鱼根据情况而改变颜色，选项①错误；选项④涵盖了所有动物，但文中只涉及了鱿鱼这一种动物；文中没有涉及人类和动物谁的生存本能更优越，选项③符合题意。

36. 성격과 기질은 타고나는 것이긴 하지만, 그로 인해 아이가 살아가는 데 방해가 된다면 부모가 나서서 도와주어야 한다. 특히 수줍음이 많은 성격은 인생을 살아가면서 손해를 보는 경우가 많다. 낯선 환경, 낯선 사람과 만나는 것을 힘들어하기 때문에 삶의 다양한 모습을 경험하기 어렵고, 사회적 관계를 맺으며 자신을 발전시켜 나가는 데도 장애가 된다. 궁극적으로는 인생을 즐기면서 자신의 길을 찾아가는 데 방해가 되므로 어릴 때부터 적절히 보완해 줄 필요가 있다.

① 아이의 성격은 부모 외에는 고칠 사람이 없다.
② 수줍음이 많은 아이들은 성공할 가능성이 낮다.
③ 성격이나 기질은 어렸을 때부터 고쳐주어야 한다.
④ 낯선 환경에 적응하지 못하는 이유는 경험이 없기 때문이다.

翻译 虽然性格和气质是天生的，但如果因此影响孩子的生活，父母应该帮助孩子。特别是腼腆的人在生活中经常吃亏。因为很难适应陌生的环境，很难和陌生人打交道，所以很难体验到生活的各种面貌，也阻碍了他们建立社会关系，发展自己。归根结底，这会妨碍他们在享受人生的同时找到自己的路。因此，有必要从小给予适当的帮助。
① 只有父母能改变孩子的性格
② 腼腆的孩子成功的可能性更低
③ 应该从小帮助孩子改正性格和气质
④ 不能适应陌生环境是因为没有经验

答案 ❸

解释 选项①、选项②和选项④的内容文中没有涉及，选项③符合题意。

37.

과거에는 소음 공해를 소리의 세기가 너무 커서 청각에 손상을 입힐 정도가 되는 경우에만 건강에 영향을 주는 것으로 생각했다. 그러나 일정한 수준의 소음이라도 스트레스를 주어 불면증, 정신 장애, 심지어는 어린이들의 기억력과 사고력 장애를 유발할 수 있다. 독일에서 진행된 한 연구에 의하면 공항 부근에 살고 있는 어린이들은 높은 수준의 스트레스를 받고 있으며, 이로 인해 공부하는 능력에 손상을 입었다. 하지만 공항에서 멀리 떨어진 곳에 살고 있는 어린이들에게서는 이런 문제가 발견되지 않았다.

① 소리의 크기는 아이들의 성장과 상관이 없다.

② 소음이 큰 공항 근처에서 사는 것은 위험하다.

③ 소음은 아이들의 성장과 학습능력에 영향을 준다.

④ 기억력은 아이들의 학습 능력에 영향을 주지 않는다.

翻译 过去，人们认为噪音公害只有在声音强度过大导致听觉受损时才会影响健康。但即使只是一定程度的噪音也会造成压力，导致失眠，精神障碍，甚至诱发儿童记忆力障碍和思维能力障碍。德国的一项研究表明，住在机场附近的儿童承受着更大的压力，从而损害了他们学习的能力。但是，住在离机场很远的儿童身上没有发现这样的问题。

① 声音的大小与孩子的成长没有关系

② 住在噪音很大的机场周围很危险

③ 噪音会影响孩子的成长和学习能力

④ 记忆力不会影响孩子的学习能力

答案 ❸

解释 本文主旨为噪音会给孩子带来压力，影响孩子的健康，选项③符合题意。

38.

거절을 잘 하는 사람은 많지 않다. 특히 우리나라처럼 정에 기대는 인간관계에서는 거절을 잘 못하는 사람들이 많다. 하지만 어떤 사람들은 그 때문에 사회생활이나 대인관계에서 곤란을 겪고, 이로 인해 관계 자체를 회피하기도 한다. 거절이나 자기주장을 잘하기 위해서는, 우선 자신이 거절을 하더라도 실제로 상대가 화가 나거나 나에게 실망하는 것은 아님을 잘 알아야 한다. 구체적으로 어떻게 거절해야 하는지 잘 모르는 경우에는 쓸 만한 대화법을 메모해두는 것도 좋은 방법이다.

① 거절이나 싫은 소리도 때로는 필요하다.
② 거절을 잘 하는 사람들의 인간관계가 좋다.
③ 거절을 못하는 이유는 성격이 좋기 때문이다.
④ 자기주장이 강한 사람들이 거절을 잘 못한다.

翻译 善于拒绝的人并不多。特别是在韩国这种依靠感情的人际关系中，很多人不太会拒绝。但是，有些人因此在社会生活和人际关系上遇到困难，从而回避关系本身。为了做好拒绝或自我主张，首先要明白即使自己拒绝，对方也不会生气或失望。在不知道具体如何拒绝的情况下，记录可使用的对话方法也是很好的办法。
① 有时拒绝和不好的话也是必要的
② 善于拒绝的人人际关系更好
③ 不善于拒绝是因为性格好
④ 自我主张强烈的人不善于拒绝

答案 ❶

解释 选项②和选项③文中没有提及；选项④自我主张强烈的人更善于拒绝；选项①符合题意。

※ [39～41] 다음 글에서 <보기>의 문장이 들어가기에 가장 알맞은 곳을 고르십시오. (각 2점)
请将<示例>中的句子填入下文合适的位置。（各2分）

39.

빗길운전은 신경 쓸 게 한두 가지가 아니다. (㉠) 내외부 온도차로 보행자나 다른 차들이 잘 안 보여 긴장하며 운전을 하게 된다. (㉡) 실제 빗길에는 핸들이나 브레이크 기능이 떨어지고 타이어와 도로의 마찰력도 떨어져서 제동거리가 길어진다. (㉢) 또 수막현상이라고 해서 타이어와 노면 사이에 수막이 생겨 타이어가 바닥에 닿지 않는 위험한 상황이 발생하기도 한다. (㉣) 전조등을 켜서 시야를 확보하고 주변 차량에게 내 차의 위치를 확실히 알려줘야 사고를 예방할 수 있다.

보기

또한 비가 오는 날에는 어둡기 때문에 야간주행과 마찬가지로 생각해야 한다.

① ㉠　　② ㉡　　③ ㉢　　④ ㉣

翻译 雨天驾驶要注意的可不是一两点。(㉠)车内外部的温差，会导致看不清行人和其他车辆，所以要很紧张地驾驶。(㉡)实际上下雨天方向盘和刹车的功能会下降，轮胎和道路间的摩擦力也会减小，因此制动距离也会变长。(㉢)而且由于水膜现象，轮胎和路面之间形成水膜，可能会有轮胎接触不到地面的危险。(㉣)打开前灯来确保视野，同时也使周边车辆看到自己车的位置，预防事故的发生。

示例：而且下雨天光线很暗，要当做夜间行驶来对待。
① ㉠　　② ㉡　　③ ㉢　　④ ㉣

答案 ❹

解释 要填的句子中提到雨天行驶光线很暗，需要当做夜间行驶来对待，所以后面应该论述夜间行驶的方法，即把车前灯打开，选项④符合题意。

40.

> 자동차가 새로 출시되면 신차효과라는 게 있어서 이유 없이 잘 팔린다. (㉠) 하지만 처음에는 할인혜택이 거의 없으므로 6개월 이상 지난 후에 구입하는 것이 경제적이다. (㉡) 회사의 차량 판매조건은 매달 변경되고 차종별로 다양한 혜택이 생겼다 없어졌다 한다. (㉢) 그러므로 본인이 오랫동안 탈 차라면 연말에 구입하는 것이 연식변경을 앞두고 다양한 할인혜택을 받을 수 있다. (㉣) 또 월말에는 판매량 달성을 위해 할인하는 경우가 있으므로 월초보다는 월말에 구입하는 것이 유리하다.

보기

또한 자동차는 연식에 따라 가격이 달라진다.

① ㉠ ② ㉡ ③ ㉢ ④ ㉣

翻译 汽车上市后，因为有新车效应，所以会毫无理由地热销。(㉠)但刚开始几乎没有折扣优惠，所以过6个月以上再买比较优惠。(㉡)据说，公司的车辆销售条件每个月都会有所变更，各种车型都会出现优惠。(㉢) 因此如果是本人长期乘坐的车，年末购买的话，因为临近过年，可以享受多种优惠。(㉣)另外，月底为了达到限量而打折的情况时有发生，因此比起月初，月底购买更加有利。

示例：而且汽车根据年份的变化，价格也会发生变化。

① ㉠ ② ㉡ ③ ㉢ ④ ㉣

答案 ❸

解释 要填入的部分提及年份的变更，即过年时期买车的情况，选项③符合题意。

41.

아이의 의존성은 선천적인 것이 아니라 자라 온 환경에서 비롯된다. (㉠) 아이는 돌이 지나면서 스스로 하고 싶은 것들이 많아진다. (㉡) 부모의 뜻대로 아이를 강압적으로 대하면 의존적인 아이가 된다. (㉢) 물론 자립심을 키워준다는 이유로 아이가 도움을 청하는 데도 외면하는 것은 바람직하지 않다. (㉣) 아이가 혼자 무언가를 하려고 할 때 곁에서 지켜보다가, 도움이 필요한 순간 도움을 주는 것이 좋다.

보기

그러므로 이때 아이를 너무 보호하려고 하면 안된다.

① ㉠　　② ㉡　　③ ㉢　　④ ㉣

翻译 孩子的依赖性不是先天就有的，而是由成长环境引起的。(㉠)孩子在周岁之后，想做的事情越来越多。(㉡)按照父母的意愿，强制性地对待孩子，孩子就会产生依赖性。(㉢)当然，为培养孩子的自立能力，对孩子的求助视而不见也是不可取的。(㉣)孩子在做某件事时，家长应该在旁边看着，在需要帮助的时候给予帮助。

示例：所以此时不可以太过于保护孩子。

① ㉠　　② ㉡　　③ ㉢　　④ ㉣

答案 ❷

解释 要填入的部分中含有“此时”这一提示信息，说明这一部分前面有一个明确的时间点，选项②符合题意。

※ [42~43] 다음 글을 읽고 물음에 답하십시오. (각 2점)

阅读下文，回答问题。（各2分）

비가 막 그친 어느 오후 나는 평소와 같이 콜택시 요청을 받고 해당 주소로 차를 몰고 갔다. 시간이 지났지만 아무도 나오지 않았다. 하지만 나는 일단 기다려 보기로 마음먹었다. 마침내 문이 열렸고, 90살 이상 돼 보이시는 작은 할머니 한 분이 손에 작은 여행 가방을 들고 나오셨다. 택시에 탄 뒤, 그분은 목적지의 주소를 알려주며 급할 게 없으니 돌아가도 된다고 말씀하셨다. 그리고 "지금 요양원에 들어가는 길이랍니다. 사람들이 마지막에 죽으러 가는 곳 말이죠." 할머니는 다시 "의사가 말하길 내게 남은 시간이 얼마 없다고 하네요."그 말을 듣는 순간 나는 "어디 가보고 싶은 데 있으세요?"라고 물었다. 그 후 두 시간 동안, 할머니와 함께 시내 곳곳을 돌아다녔다. 시간이 지난 후 할머님께서"이제 피곤하네요. 제 목적지로 가 주세요."라고 하셨다. 목적지인 요양원으로 향하면서 우리는 서로 한마디도 하지 않았다. 요양원에 도착해서 도로 한 편에 차를 세우니 두 명의 간호사가 나와서 할머니를 휠체어에 태웠고, 나는 여행 가방을 꺼냈다. "요금이 얼마예요?" 할머니는 지갑을 열며 내게 물었다. <u>나는 "0원이에요."라고 대답하며 "승객은 또 있으니까 괜찮아요."라고 웃으면서 말했다.</u> 그리고 할머니가 건강하시길 빌며 나는 택시를 몰고 요양원을 떠났다.

42. 밑줄 부분에 나타난 '나'의 심정으로 알맞은 것을 고르십시오.

① 황당하다 ② 서운하다 ③ 안심하다 ④ 안쓰럽다

翻译 一天下午，雨刚刚停，我像往常一样接到呼叫出租车的请求，开车去了相应地址。约好的时间已经过了，没有人出现。我决定先等等看。门终于开了，一位90多岁的小老太太出来了，手里拎着小旅行包。坐上出租车后，她告诉我目的地，说不着急，现在回去也行。还说："现在是去疗养院的路上，是人们死之前去的地方对吧？"。老太太再次说道："医生说我时间不多了。"听到这句话，我问道："您有想去的地方吗？"，在这之后的两个小时里，我和老太太一起转遍了市内各个地方。过了一会儿，老太太说："我累了，现在请去我的目的地吧。"在去往疗养院的路上，我们一句话都没有说。到达疗养院后，我把车停在马路一边，两位护士出来将老太太扶上轮椅，我帮忙把旅行包拿出来。"车费多少钱？"老太太打开钱包问道。我回答道："0元。""还会再有乘客坐车，没关系。"我笑着补充道。带着对老太太的祝愿，我开车离开了疗养院。

42. 请选出符合划线部分"我"的心情的选项。

① 荒唐 ② 不舍 ③ 放心 ④ 心疼，可怜

答案 ❹

解释 划线部分内容为"我"对老太太的遭遇感到心疼，没有收老太太的车费，选项④符合题意。

43. 위 글의 내용과 같은 것을 고르십시오.

① 할머니는 집을 정리하고 요양원에 들어가셨다.
② 가족이 없는 할머니는 요양원에서 사시려고 이사했다.
③ 할머니를 많은 연세에도 불구하고 요양원에서 일하신다.
④ 요양원에서 일하시는 할머니는 퇴근할 때 꼭 택시를 타신다.

翻译 **43.请选择与上文内容相符的选项。**
① 老太太收拾了家里，去了疗养院
② 老太太没有家人，搬家去了疗养院居住
③ 虽然老太太年事已高，但还坚持在疗养院工作
④ 在疗养院工作的老太太下班后一定要乘坐出租车

答案 ❶

解释 文中没有提及老太太又没有家人，选项②错误；老太太去疗养院居住，并不是在疗养院工作，选项③和选项④错误；老太太整理行李，去了疗养院，选项①符合题意。

※ [44～45] 다음을 읽고 물음에 답하십시오. (각 2점)
阅读下文，回答问题。（各2分）

운동에서는 대부분 팀을 짜서 상대 팀과 경기를 하므로 자기 팀 선수들과 협동을 얼마나 잘하는가에 따라 승패가 결정된다. 협동은 자기 팀의 공동 목표를 달성하기 위해 자신의 역할을 잘 해내는 것이다. 일상생활에서 다른 사람과 기량을 겨루는 것은 대인 관계의 중요한 기술이다. 운동에서의 경쟁 목표는 다른 사람을 이기려고 노력하는 과정을 통하여 자신의 기량을 최대로 발전시키는 데 있다는 것을 깨달을 수 있다. 모든 운동에서는 다른 사람과 상호 작용을 한다. 구기 운동에서는 상대방이 공을 (　　　)를 미리 판단해야 하며, 내가 득점하려면 상대 지역의 어느 곳으로 어떻게 보내야 하는지를 상대방과의 관계 속에서 생각해야 한다. 이러한 활동은 다른 사람과의 의사소통 능력을 높여 준다. 또한 운동에서 다툼이 발생하면 스포츠 규칙이나 원칙에 따라 해결한다. 이는 일상생활에서 발생하는 갈등을 해결하는 데 도움을 준다.

44. 이 글의 주제로 알맞은 것을 고르십시오.

① 운동은 인간관계 갈등을 해결하는데 도움이 된다.
② 구기 운동을 할 때 가장 중요한 것은 판단력이다.
③ 자신의 기량을 발전시켜야 운동 경기에서 이길 수 있다.
④ 다른 사람과의 의사 소통 능력을 높이기 위해 노력해야 한다.

翻译 运动中大部分情况是分组与对方进行比赛，胜负取决于与自己队伍选手合作的程度。合作是指为了实现团队的共同目标，更好地发挥自己的作用。在日常生活中，和他人切磋技艺是人际关系中的重要技术。运动中的竞争目标是通过努力战胜他人的过程，是自己的技能得到最大的发展。所有的运动都需要和别人互动。球类运动中，要事先判断对方要把球（　　），自己想要得分，就得考虑要把球送到对方哪里。这些活动提高了与他人沟通的能力。另外，如果在运动中发生争吵，要根据运动规则或原则解决。这也有助于解决日常生活中发生的矛盾。

44.请选择本文的主旨。
① 运动有助于解决人际关系中的矛盾
② 球类运动中最重要的是判断力
③ 只有发展自己的技能才能在比赛中获胜
④ 应该努力提高与他人沟通的能力

答案 ❶

解释 文章主旨为通过运动可以学到怎样处理人际关系，选项①符合题意。

45. (　　)에 들어갈 내용으로 가장 알맞은 것을 고르십시오.

① 어떻게 만들 것인가　　② 어디로 보낼 것인가

③ 언제 시작할 것인가　　④ 어떤 용도로 구입할 것인가

翻译 **45.请选择合适的内容填入（　）。**

① 怎样制作　　② 投到哪里

③ 什么时候开始　　④ 因为什么用途而购买

答案 ❷

解释 根据空缺部分后文可知，要判断对方将要把球投到哪里以及自己需要把球送到哪里，选项②符合题意。

※ [46~47] 다음 글을 읽고 물음에 답하십시오. (각 2점)

阅读下文，回答问题。（各2分）

폐소공포증이란 엘리베이터, 터널, 비행기 등의 닫힌 공간에 있는 것을 두려워해 비명을 지르거나 불안감을 호소하는 것을 말한다. (㉠) 공포증은 대부분 무의식 속의 기억에서 오는 경우가 많다. 어렸을 때 무언가 크게 놀랐거나 혹은 그때는 멋모르고 보았더라도 현재의 관점에서는 끔찍한 일들을 겪었을 때 그 일과 관련된 쪽에 공포를 느끼는 경우가 있다. (㉡) 엘리베이터를 불안한 생각과 더불어 숨이 답답하고, 진땀이 나며, 손도 떨려서 문 열기 단추도 못 누르게 된다. 남성보다 여성이 2배로 높으며 아동기와 성인기에 시작된다. (㉢) 그러므로 발견 즉시 치료를 시작하는 것이 중요하다. (㉣) 일상생활 속에서 자세가 중요한데 잘못된 두려움을 가지지 않도록 교육을 받으며 사물과 상황에 있어서도 객관적인 관점을 갖도록 노력해야 한다.

46. 위 글에서 <보기>의 글이 들어가기에 가장 알맞은 것을 고르십시오.

보기

치료를 받지 않고 방치할 경우에는 수년 이상 지속이 될 수 있다.

① ㉠　　② ㉡　　③ ㉢　　④ ㉣

翻译 所谓密闭恐惧症，是指害怕待在电梯、隧道、飞机等密闭的空间内，在这些地方会感到不安，甚至发出尖叫。(㉠)恐惧症大多来自无意识的记忆。小时候被吓到，也许当时什么都不知道，但长大后再回想起来，当时经历的是多么可怕的事情，所以再次经历与之前相似的事情时就会感到恐惧。(㉡)在电梯里会感到不安，气短，出冷汗，手抖到开门按钮都按不了。在儿童时期或成人阶段开始的恐惧症，女性比男性高出2倍。(㉢)因此，发现症状后及时开始治疗是非常重要的。(㉣)在日常生活中，态度很重要，要学会接受教导，避免产生不当的恐惧，在面对害怕的事物或情况时，要努力保持客观看待的态度。

46.请将<示例>中的句子填入上文合适的位置。

<示例> 如果不进行治疗，放任不管的话，可能会持续多年。

① ㉠　　② ㉡　　③ ㉢　　④ ㉣

答案 ❸

解释 要填入的部分为不进行治疗的后果，所以后文应强调及时治疗的重要性，联系上下文可知选项③符合题意。

47. 위 글의 내용과 같은 것을 고르십시오.

① 닫힌 공간에서 두려움을 느끼는 것은 정상이다.

② 폐소공포증은 성인기보다 아동기에 발생하는 경우가 많다.

③ 어렸을 때 놀란 기억이 없는 사람은 공포심을 느끼지 않는다.

④ 상황에 대해 객관적인 관점을 가져야 두려움을 극복할 수 있다.

翻译 **47.请选择与上文内容相符的选项。**
①在密闭空间感到害怕是正常的
②比起成人阶段，密闭恐惧症在儿童时期更加频发
③小时候没有受过惊吓的人不会有恐惧症
④在面对害怕的情况时，保持客观看待的态度，能够克服恐惧

答案 ❹

解释 在密闭空间感到害怕是密闭恐惧症的表现，不是正常的，选项①错误；选项②和选项③文中没有体现；选项④为克服恐惧症的方法，与文章内容一致，符合题意。

※ [48~50] 다음을 읽고 물음에 답하십시오. (각 2점)

阅读下文，回答问题。（各2分）

시간선택제 일자리란 전일제 근로자보다 짧은 시간 일하는 일자리를 말한다. 근로자가 사업주와 협의해 근로 시간과 업무의 시작과 종료 시각, 근무 요일 등을 선택할 수 있다. 통상 근무시간보다 짧은 시간을 일하면서도 4대 보험 가입이나 최저임금 등 기본적 근로조건을 보장받으며, 임금이나 복리후생 등도 전일제 근로자와 동등하다. 시간선택제 일자리의 근무 시간은 다양한 형태로 선택할 수 있다. 가장 일반적인 형태는 주 5일 근로를 하면서 근로시간을 단축하는 것이다. 그 외에도 전일 근무로 주 3~4일 일하거나 주 5일 중 일부만 전일 근무하는 형태도 가능하다. 하지만 시간선택제 일자리에 대한 비판도 있다. 시간선택제 근로자의 경우 짧은 시간을 일하는 만큼 임금 수준이 낮아 (   ) 수 있다. 고용불안정과 전일제와의 근로조건 차이 역시 해결 과제다. <u>시간선택제 일자리는 본래 정규직에 해당하지만 실제 기업들은 한시직으로 채용하는 경우가 많아 비정규직과 차이가 없다는 지적이다.</u> 따라서 사회 안전망과 복지 시스템이 갖춰져야 시간선택제 일자리의 효과가 드러날 것이다.

48. 위 글을 쓴 목적으로 알맞은 것을 고르십시오.

① 전일제 일자리의 장점을 제기하고자
② 기간선택제 일자리의 중요성을 역설하고자
③ 전일제 일자리의 유형과 의의를 설명하고자
④ 시간선택제 일자리가 자리잡는 방법을 제안하고자

翻译 时间选择制工作岗位是指工作时间比全日制劳动者短的工作岗位。劳动者可以与雇主协商，选择工作时间、工作开始和结束的时间、星期几工作等。工作时间通常比上班时间短，但四大保险和最低工资等基本工作条件能够得到保障，工资、福利等也与全日制劳动者相同。时间选择制工作岗位的工作时间有多种选择。最普遍的形式为每周工作5天，缩短每天的工作时间。此外，还有全日工作制，每周工作3-4天，或者每周工作5天，其中某几天为全日工作制。但也有人批判时间选择制工作岗位。时间选择制的劳动者工作时间短，工资水平低（   ）。雇佣不稳定和与全日制工作条件的差异亟待解决。时间选择制岗位原本属于正式岗位，但企业大多当做临时岗位来对待，与非正式岗位没有区别。因此，只有具备社会安全网和福利系统，时间选择制岗位的效果才会更加显著。

48.请选择本文的写作目的。
① 为了阐述全日制工作岗位的优点
② 为了强调时间选择制工作岗位的重要性
③ 为了说明全日制工作岗位的类型的意义
④ 为了提出落实时间选择制工作岗位的方法

答案 ❹

解释 上文论述了时间选择制工作岗位面临的困难，以及需要解决的问题，目的在于使时间选择制工作岗位真正地落实下来，选项④符合题意。

49. (　　)에 들어갈 내용으로 가장 알맞은 것을 고르십시오.

① 시간 활용에 자유로울　　② 생계유지에 어려움을 겪을
③ 자기계발에 시간을 투자할　　④ 다른 직장을 구하는데 쉬울

翻译 **49.请选择合适的内容填入（　）。**
①时间运用可以更加自由　　②可能会在维持生计方面遇到困难
③可以在自我开发方面投入时间　　④寻找其他工作会更加简单

答案 ❹

解释 空缺部分前面论述的是对时间选择制工作岗位的批判，所以应填入时间选择制工作岗位的劣势，后问提到雇佣不稳定及与全日制工作岗位的区别，所以此处应填入时间选择制工作岗位与其他工作岗位相比较的缺点，选项④符合题意。

50. 밑줄 친 부분에 나타난 필자의 태도로 알맞은 것을 고르십시오.

① 정규직의 장점을 옹호하고 있다.
② 기업들의 채용 문제를 제기하고 있다.
③ 근무 시간에 비해 높은 임금을 경계하고 있다.
④ 시간선택제 일자리의 정규직화를 요구하고 있다.

翻译 **50.请选择划线部分表现的作者态度。**
①拥护正规岗位的优点
②指出企业在雇佣方面的问题
③比起工作时间，应更加关注高薪
④要求将时间选择制工作岗位变成正式岗位

答案 ❷

解释 划线部分指出时间选择制工作岗位原本就是正式岗位，但没有得到正式岗位应有的对待这一问题，选项②符合题意。

제약 공학 전공 유학생을 위한

과학기술 한국어

제약 용어

1판 1쇄 2025년 11월 28일

저자 [韩] 강백수(姜白秀), 한갑훈(韩甲勋), 주발한(朱勃翰)
[中] 주이붕(周二鹏), 정영(井影), 여립강(吕立强)
역자 [中] 왕곤(王琨) [英] 이기(李奇)
발행인 이경화

발행처 디자인21
주소 04560 서울특별시 중구 퇴계로 293-1 3층
전화 02-2269-6561(대)
팩스 02-2269-6568
e-mail 21publish@naver.com
블로그 https://blog.naver.com/publish21
인스타 https://www.instagram.com/21publish.co.kr
홈페이지 https://21publish.co.kr

등록번호 제1-1128호
등록일자 1991. 2. 12

ISBN 978-89-6131-198-4 93700

정가 25,000원

자수: 167,357